PROF. DR. INGO FROBÖSE
ULRIKE SCHÖBER

DAS NEUE PSOAS TRAINING

PROF. DR. INGO FROBÖSE
ULRIKE SCHÖBER

DAS NEUE PSOAS TRAINING

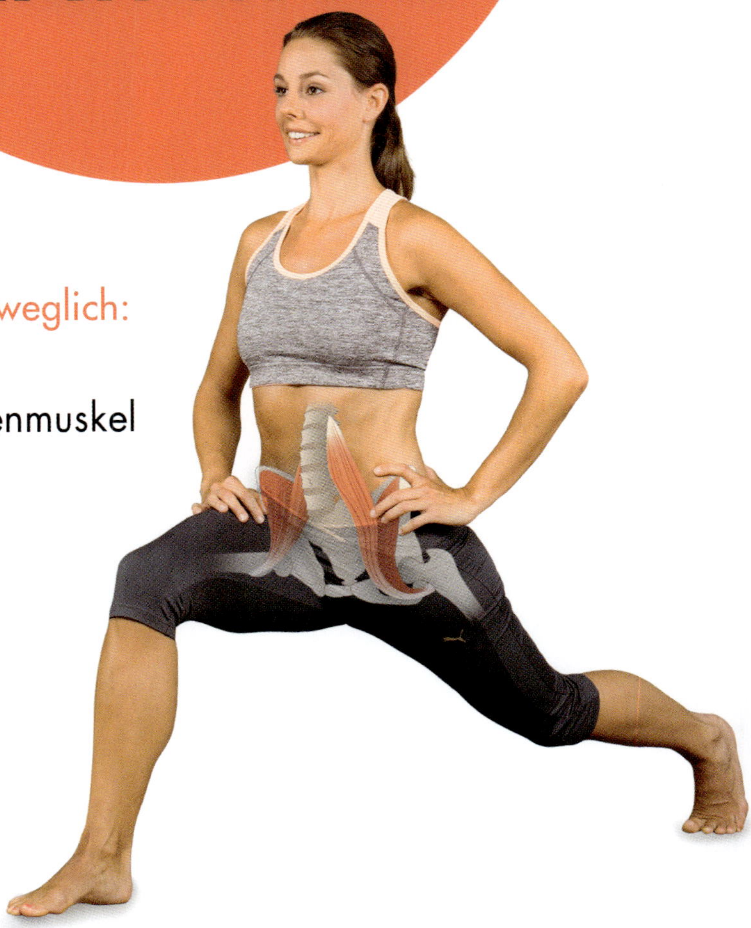

Schmerzfrei, leistungsfähig und beweglich:
Die besten Übungen für den großen Lendenmuskel

südwest

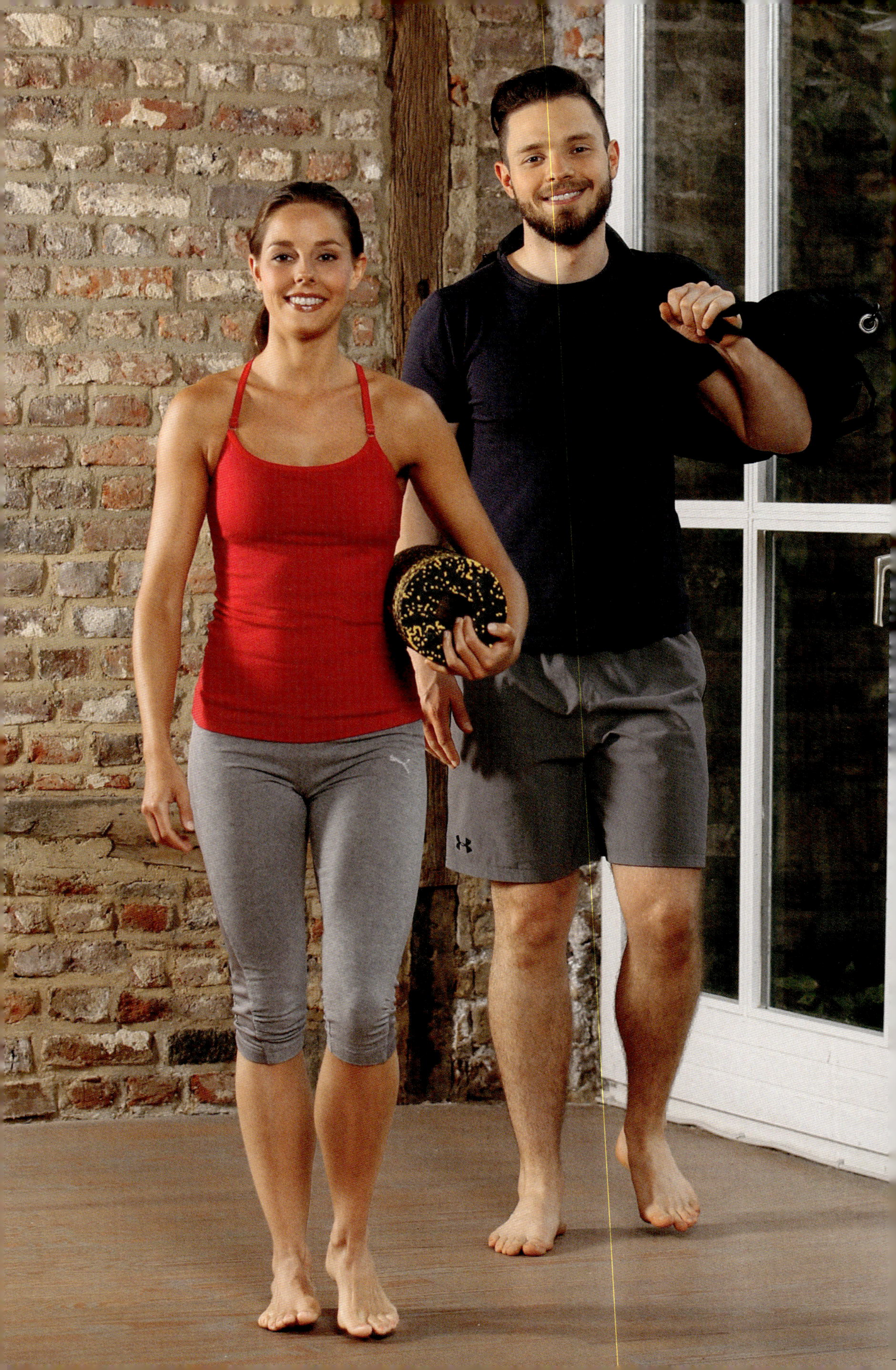

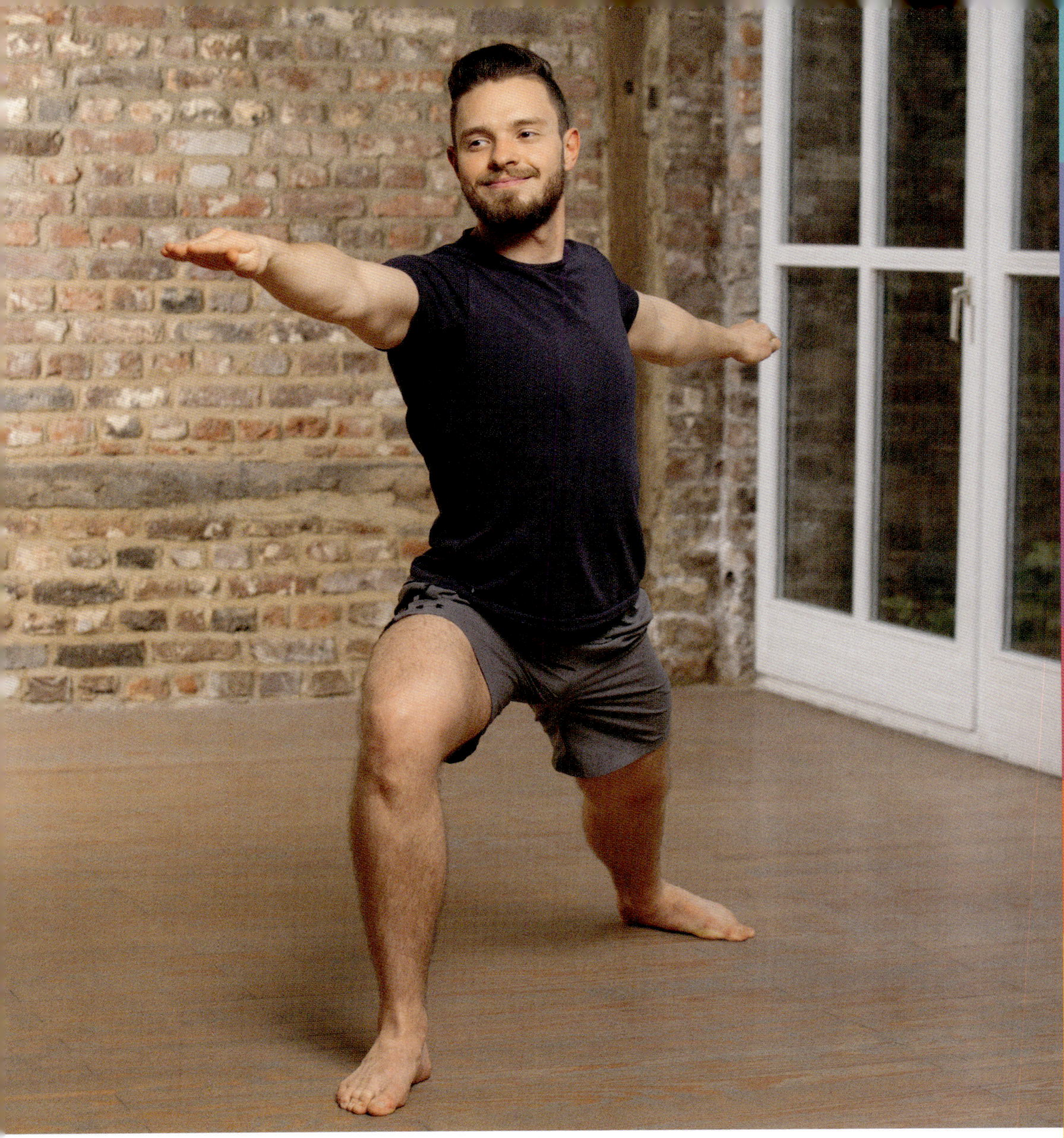

Vorwort

Der aus dem Altgriechischen stammende Begriff »Psoas« sagt den meisten Menschen gar nichts. Wenn Sie jedoch zu den wenigen gehören, die wissen, dass es sich um den Lenden-Darmbein-Muskel handelt, kann das nur einen der folgenden drei Gründe haben:

- Sie haben wie wir beruflich damit zu tun, weil Sie vielleicht Arzt, Wissenschaftler, Physiotherapeut oder Trainer sind.
- Sie haben bereits unangenehme Bekanntschaft mit dem Psoas gemacht, weil er Ihnen – vermutlich im Rücken – Schmerzen bereitet hat.
- Jemand hat Ihnen vom Psoas erzählt und Sie wissen daher, dass es Ihrer Gesundheit guttun könnte, sich genauer mit diesem speziellen Muskel zu beschäftigen.

Tatsächlich ist der Psoas ein ganz besonderer Muskel, denn er ist der einzige, der den Oberkörper direkt mit den Hüften und Beinen verbindet. Deshalb ist er direkt oder indirekt an den meisten unserer Bewegungen beteiligt. Selbst wenn er beim Sitzen passiv bleibt, ist dies nicht ohne Folgen.

Deshalb wird der Psoas für alle möglichen Zipperlein, Beschwerden oder Schmerzen verantwortlich gemacht. Seit mehreren Jahrzehnten hält sich unter Therapeuten, Wissenschaftlern und Trainern hartnäckig die irrige Meinung, dass man den Muskel sogar bei vielen Übungen bewusst nicht anspannen sollte, um keine Probleme zu provozieren und den Effekt der Übung nicht zu beeinträchtigen. Dabei wird übersehen, dass kein Muskel als Solist agiert, sondern immer im Zusammenspiel mit den umgebenden Muskeln. In Wirklichkeit sind die Dinge noch viel komplizierter, denn auch die Nerven, das Bindegewebe und sogar die Blutgefäße spielen eine wichtige Rolle für das einwandfreie und schmerzlose Funktionieren eines Muskels.

Genauso wie der Psoas fälschlicherweise für viele Schmerzen verantwortlich gemacht wird, gehen auch die Empfehlungen für Übungen oft in die falsche Richtung. Beispielsweise gibt es die Auffassung, der Muskel solle ausschließlich gedehnt werden, weil er sonst die Wirbelsäule zu sehr ins Hohlkreuz zwingen würde, was wiederum Rückenschmerzen auslöse. Tatsächlich ist genau das Gegenteil der Fall! Es wird sogar behauptet, man könnte den Psoas gar nicht gezielt kräftigen. Dabei

ist schon simples Treppensteigen – am besten zwei Stufen auf einmal – eine gute Übung für diesen Muskel.
Es ist also tatsächlich an der Zeit, mit falschen Behauptungen und Gerüchten über den Psoas aufzuräumen und zu erläutern, welche Rolle er spielt, was er kann und was nicht. Nur die genaue Kenntnis dieser Zusammenhänge ermöglicht es, bei Schmerzen einzuordnen, ob der Psoas beteiligt ist, um ihn gegebenenfalls gezielt zu trainieren und eventuelle Schwächen auszugleichen. Daher ist dieses Buch in einen Theorie- und einen Praxisteil gegliedert. Im ersten Teil erfahren Sie das Grundlagenwissen über den Psoas, wie es sich in der Wissenschaft aktuell darstellt. Auch wir Forscher sind uns bei diesem Muskel noch längst nicht über jeden Aspekt einig. Im zweiten Teil geht es um das praktische Training des Psoas im Allgemeinen sowie mit Blick auf ausgewählte Sportarten im Besonderen.
Da unser Buch in erster Linie für Laien und Patienten gedacht ist, haben wir uns um eine allgemein verständliche Sprache bemüht. Da und dort mussten wir allerdings in die Tiefe gehen, um die komplexen Zusammenhänge darzustellen, und das geht nicht ganz ohne die akademische Fachsprache und etwas Latein. Auch Fachleute, die sich seltener mit dem Psoas und den ihn umgebenden Strukturen beschäftigen, werden hier hoffentlich manches Neue erfahren und Übungen gegen Beschwerden oder zur Behebung von Schwächen gezielter auswählen können.
Der unauffällige, versteckte Muskel Psoas hat so viel Potenzial und Bedeutung für sportliche Leistung, Fitness und Gesundheit, dass es mir ein Bedürfnis ist, ihn endlich einmal an die Oberfläche zu holen. Sie werden staunen, was dieser Winzling alles kann, aber auch leisten muss. Genau deswegen hat er es umso mehr verdient, dass wir ihn wertschätzen und ihm auch beim Training und in der Therapie mehr Raum und Zeit widmen.

Dr. Ingo Froböse

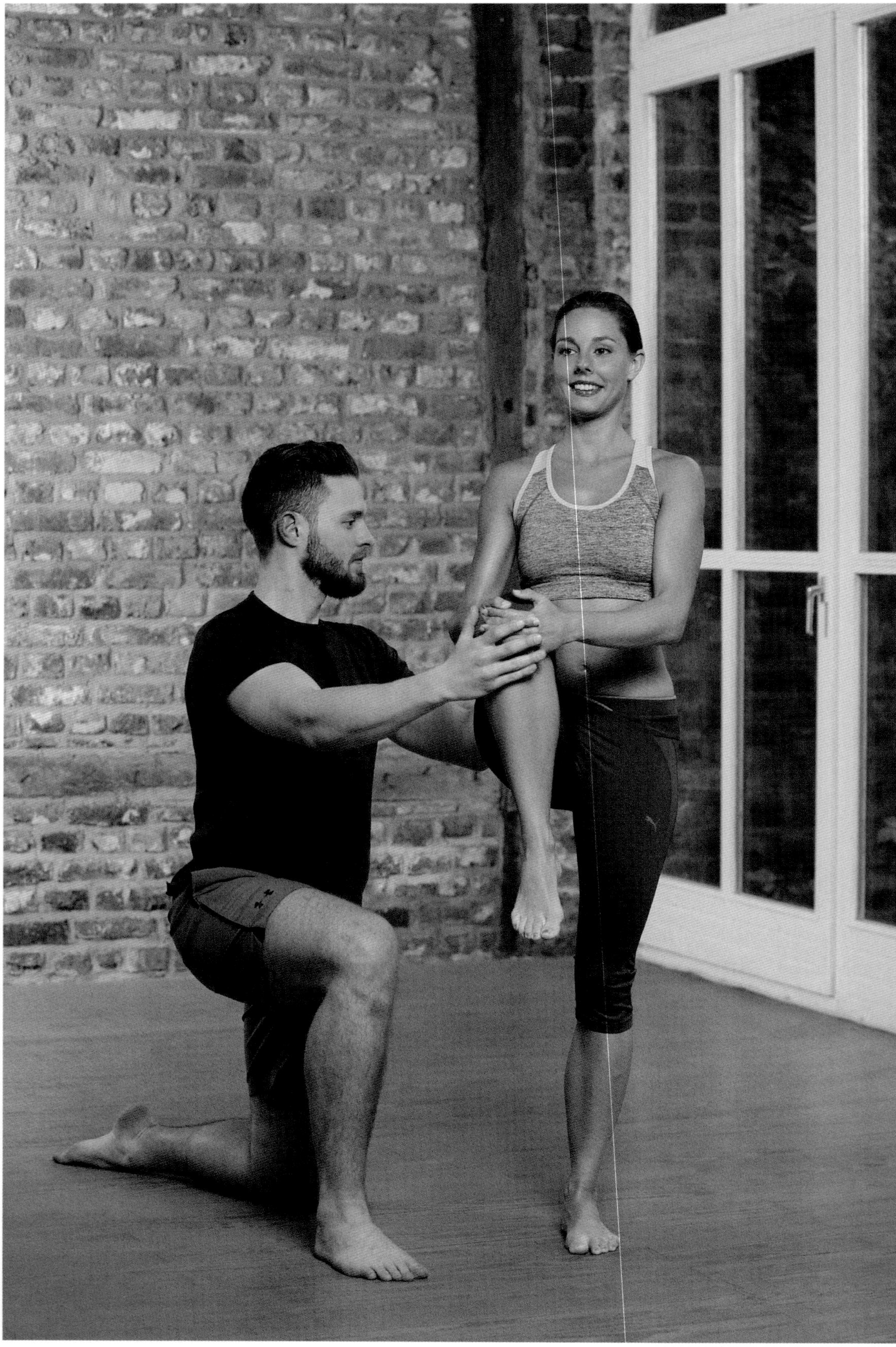

THEORIE: WISSENSWERTES ÜBER DEN PSOAS

Etwas Anatomie: Das macht den Psoas so besonders

Der *Musculus iliopsoas,* wie ihn die Mediziner auf Latein bezeichnen, wird auf Deutsch etwas sperrig Lenden-Darmbein-Muskel genannt, was Ihnen aber schon sagt, wo er sich befindet, nämlich mitten im Körper. Obwohl wir hier laufend vom Psoas im Singular sprechen, meinen wir damit eigentlich immer zwei Muskelgruppen, denn wir haben einen linken und einen rechten Psoas.

Die Muskelgruppe besteht jeweils aus drei Teilen: dem großen und dem kleinen Lendenmuskel *(Musculus psoas maior* und *minor)* sowie dem Darmbeinmuskel *(Musculus iliacus).* Diese drei Teile finden Sie in der Illustration rechts rötlich gefärbt.

Dort sehen Sie auf den ersten Blick, wie eng der Muskel mit den Knochen der Wirbelsäule, des Beckens und der Beine (beige) sowie mit den zugehörigen Sehnen und Knorpeln (weißlich) verbunden ist.

Der große Lendenmuskel *(Musculus psoas maior)* entspringt mit mehreren kräftigen Muskelfasern seitlich an der Lendenwirbelsäule, und zwar an den Querfortsätzen des ersten bis fünften Lendenwirbels, bei manchen Menschen sogar bereits am zwölften Brustwirbel. Er verläuft vorne durch das Becken und am Oberschenkelhalsknochen vorbei und setzt erst unterhalb des Oberschenkelhalses am sogenannten *Trochanter minor* an, dem kleinen Rollhügel am Beginn des Oberschenkelknochens. Die langen Muskelfasern des Psoas verlaufen nahezu senkrecht. Deswegen verfügt dieser Muskel über eine ausgesprochen gute Hebelwirkung und wird damit zum wichtigsten und kräftigsten Beweger zwischen Ober- und Unterkörper. Wenn wir im Folgenden vom Lendenmuskel sprechen, ist damit ausschließlich dieser große Lendenmuskel gemeint.

Der kleine Lendenmuskel *(Musculus psoas minor)* hat im Gegensatz zu seinem großen Bruder keinen Einfluss auf die Bewegung der Beine, weil er nur die Lendenwirbelsäule mit Teilen des Beckens verbindet. Man geht davon aus, dass dieser Muskel funktionell wichtig war, als sich unsere Vorfahren noch auf allen vieren fortbewegten. Für den menschlichen Gang und andere Bewegungen spielt er heutzutage keine Rolle mehr. Bei manchen Menschen ist er deshalb schon jetzt nur noch auf einer Seite ausgebildet oder sogar überhaupt nicht mehr vorhanden.

Der Darmbeinmuskel *(Musculus iliacus)* hat im Gegensatz zum Lendenmuskel keine direkte Wirkung auf die Lendenwirbelsäule, weil er erst in der Grube *(Fossa iliaca)* der beiden Darmbeinschaufeln entspringt, die er nahezu vollständig auskleidet. Im weiteren

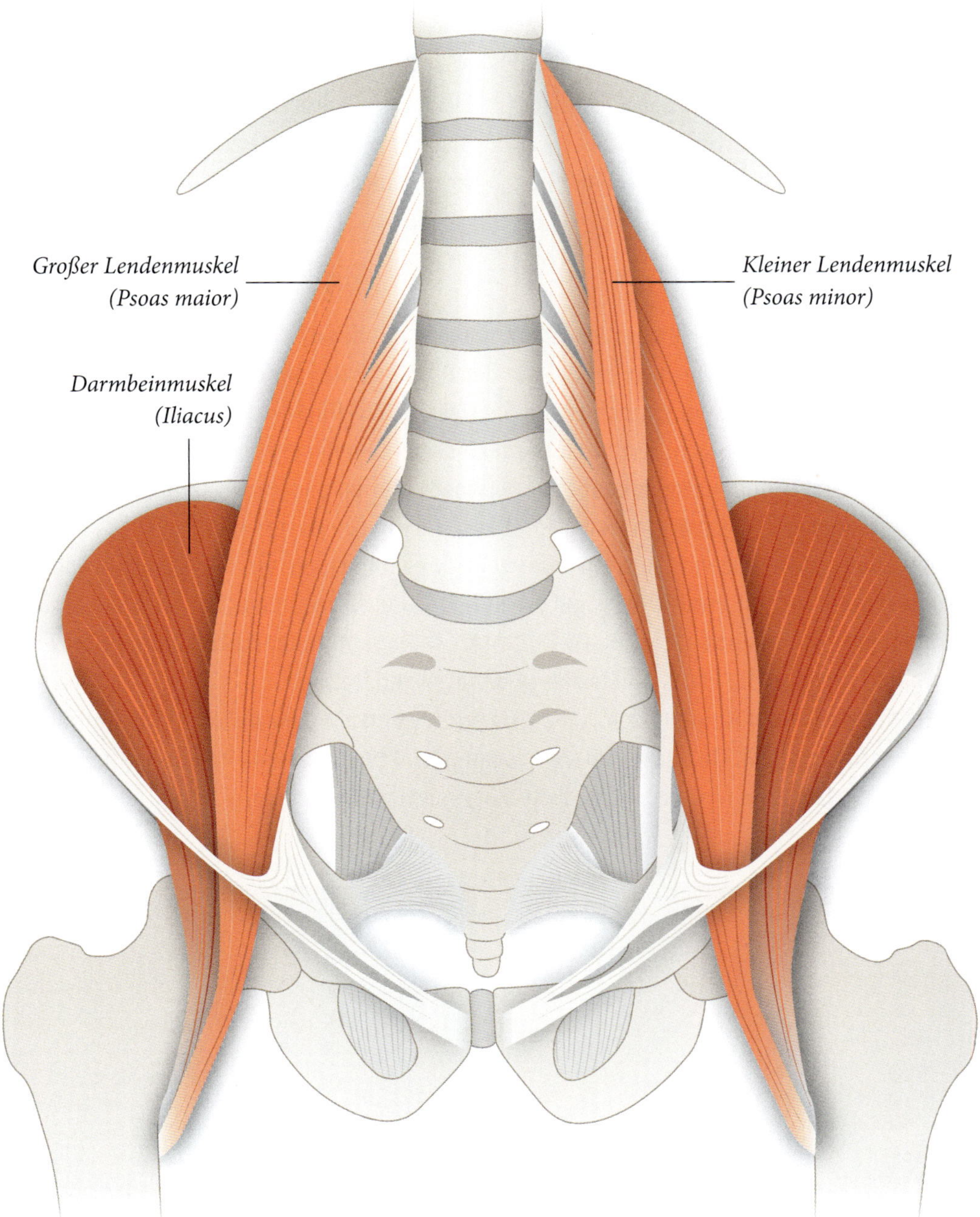

Der Musculus iliopsoas, bestehend aus großem und kleinem Lendenmuskel sowie Darmbeinmuskel

Verlauf zieht er sich wie der große Lendenmuskel zu dessen Ansatzpunkt, dem kleinen Rollhügel am Beginn des Oberschenkelknochens. Auf der Grafik können Sie das gut erkennen: Die untere Partie beider Muskeln umgibt eine gemeinsame Hülle aus Bindegewebe, eine sogenannte Faszie (s. dazu ab S. 49). Daher werden sie unter dem Namen *Musculus iliopsoas* beziehungsweise Lenden-Darmbein-Muskel als zusammenarbeitende Muskelgruppe zusammengefasst. Wir nennen sie im Folgenden nur kurz Psoas.

Finden Sie Ihren Psoas

Den Psoas oder genauer den großen Lendenmuskel mit der Hand zu erfühlen ist prinzipiell ziemlich schwer, weil er sich in der Tiefe des Körpers unter anderen Muskeln befindet. Versuchen Sie es trotzdem einmal: Legen Sie sich auf den Rücken und wandern Sie mit den Fingern sieben bis acht Zentimeter seitlich unter dem Bauchnabel schräg nach unten. Dort liegt der Lendenmuskel eingebettet zwischen Arterien und Venen seitlich neben den Bauchorganen. Sie müssen ein wenig »graben«, um ihn zu ertasten. ▶ **1**

Am vorderen Becken befinden sich an der Seite zwei Punkte, die ein wenig nach vorne herausragen und mit etwas Übung gut zu erfühlen sind. Von dort aus laufen die Leistenbänder jeweils links und rechts in der Mitte am Schambeinhöcker *(Tuberculum pubicum)* zusammen, wobei der Psoas hinter diesen Bändern verläuft.

Eine gute Chance, ihn zu ertasten, haben Sie auch, wenn Sie den Leistenpuls der großen Beinarterie innen am Oberschenkel als Ausgangspunkt nehmen und von dort mit den Fingern seitlich etwa fünf bis sieben Zentimeter nach außen wandern. ▶ **2**

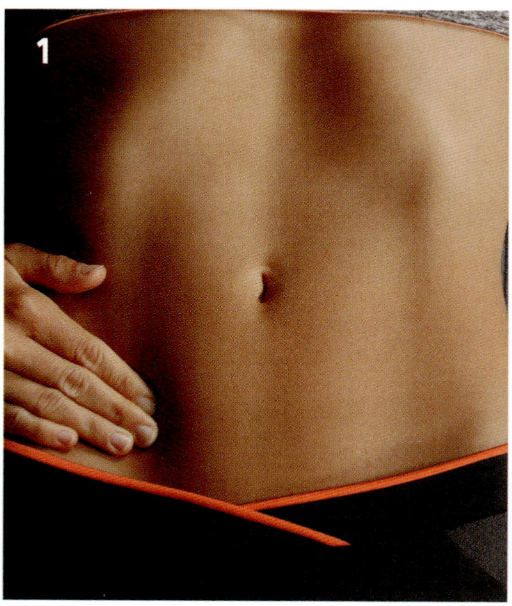

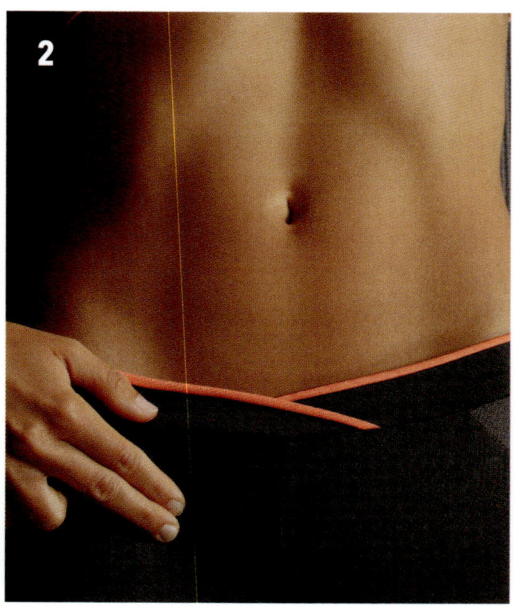

Ein Team für Stabilisation und Bewegung

Aus der Lage des Psoas ergeben sich seine Funktionen, die einander auf den ersten Blick zu widersprechen scheinen. Als Verbindung zwischen Ober- und Unterkörper sorgt er zum einen dafür, dass beide Abschnitte stabil in ihrer Position zueinander bleiben. Zum anderen gewährleistet er aber auch deren Beweglichkeit. Verglichen mit den weiteren drei Hüftbeugern, dem *Musculus rectus femoris*, *Musculus tensor fasciae latae (TFL)* und *Musculus sartorius*, ist der Psoas der einzige Beinbeuger, der den Oberschenkel im Hüftgelenk um mehr als 90 Grad anheben kann! Das liegt an seinem fast senkrechten Verlauf.

Die beiden aktiven Anteile des Psoas kommen bei allen Bewegungen zum Einsatz, bei denen sich die Beckenstellung nach vorne verändert. Machen Sie zum Beispiel einen Schritt vorwärts, wird das Becken automatisch in der Hüfte gekippt. Wird diese Beugung der Hüfte im Becken allerdings isoliert und fixiert gehalten wie bei der Übung auf dem Foto, gewährleistet maßgeblich der Lendenmuskel (mithilfe anderer kleiner Muskeln) die aufrechte Stellung der Lendenwirbelsäule.

Die Forschung untersucht immer noch das komplexe Zusammenspiel von Lenden- und Darmbeinmuskel, um herauszufinden, welcher der beiden Muskeln genau wozu dient. Nach dem aktuellen Stand der Forschung Anfang 2017 ist der Darmbeinmuskel dafür zuständig, das Becken und damit auch den Oberkörper nach vorne zu kippen. Das tut

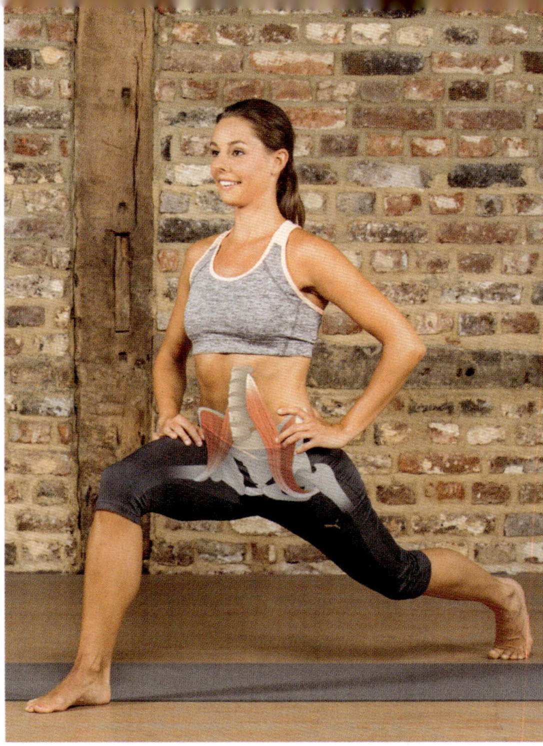

Der Lendenmuskel gewährleistet die aufrechte Stellung der Wirbelsäule.

der *Musculus iliacus* im Verbund mit weiteren Muskeln wie dem geraden Oberschenkelmuskel und verstärkt die Bewegung ins Hohlkreuz, in die sogenannte lumbale Lordose. Der andere Anteil des Psoas, also der Lendenmuskel, wirkt dem entgegen – vorausgesetzt, er ist kräftig und zugleich elastisch genug. Nur dann kann er uns vor einer zu starken dauerhaften Lendenlordose (Hohlkreuzbildung) bewahren. Daran sehen Sie schon, wie wichtig ein gut ausgebildeter Lendenmuskel ist, denn ein ständiges Hohlkreuz gehört zu den häufigsten Fehlhaltungen überhaupt und führt bei untrainierter Rückenmuskulatur meist früher oder später zu Kreuzschmerzen!

Vor allem Fachleute dürfte dies interessieren: Ob und inwieweit der Lendenmuskel auch an der Beugung der Lendenwirbelsäule beteiligt ist, wird gelegentlich kontrovers diskutiert. Die Mehrheit der Wissenschaftler geht momentan davon aus, dass zumindest Anteile des großen Lendenmuskels an der Beugung mitwirken. Würde man jedoch die Beine komplett ruhigstellen, sodass sich der Oberkörper nur ab dem Becken bewegen könnte, dann würde vor allem der Darmbeinmuskel den Körper im Becken beugen. Der Lendenmuskel arbeitet in diesem Fall eher als Strecker der Lendenwirbelsäule. Es ist schon kompliziert, aber sinnvoll, dass der Psoas so variabel agieren kann.

Beuger und Strecker

Muskeln arbeiten immer paarweise als Gegenspieler zusammen. Während sich der eine aktiv zusammenzieht, wird der andere passiv gedehnt. Am einfachsten sehen Sie das an Ihrem Arm: Wenn Sie ihn anwinkeln, wird der Bizeps dick und der Trizeps, der Strecker auf der Rückseite des Oberarms, wird gedehnt. Wenn Sie den Arm strecken, ist es genau umgekehrt. Fachleute nennen die Muskeln und ihre Gegenspieler Agonisten und Antagonisten.

Einig ist man sich heute in Bezug auf die Stabilisierungsfunktion des Lendenmuskels. Vor allem stützt er die Lendenwirbelsäule, und zwar sowohl bei der Beugung als auch bei der Streckung. Das heißt, er sorgt mit dafür, dass die Lendenwirbelkörper mit ihren Gelenken und die Bandscheiben dazwischen bei Bewegungen an ihrem Platz bleiben und sich nicht verschieben oder verkanten. Neuere Studien scheinen allerdings zu belegen, dass im unteren Teil der Lendenwirbelsäule die Aufrichtungsfunktion überwiegt, weil der *Psoas maior* sich in dieser Region zusätzlich mit den tiefen, schräg verlaufenden Rumpfmuskeln – dem sogenannten transversospinalen System – zu einem Bündel vereinigt.
Die transversospinale Muskelgruppe verläuft auf der Rückseite der Wirbelsäule und besteht aus den Halbdornmuskeln *(Musculi semispinales)*, dem viel gespaltenen Rückenmuskel *(Musculus multifidus)* und den Drehmuskeln der Lendenwirbelsäule *(Musculi rotatores lumborum)*. Außer den *Musculi semispinales* umschlingen diese Muskeln zusammen mit dem Lendenmuskel die gesamte Lendenwirbelsäule und dienen damit zu ihrer Aufrichtung und Streckung.
Dies widerspricht aber der Beugefunktion des Lendenmuskels, weshalb sich die Wissenschaft nach wie vor fragt, ob verschiedene Fasern des Lendenmuskels einander entgegengesetzte Funktionen erfüllen können wie etwa das Beugen mit den oberen vorderen Anteilen und das Strecken mit den unteren inneren Fasern. Das könnte diesen offenkundigen Widerspruch erklären.
Außerdem unterstützt der Lendenmuskel bei der Neigung zur Seite weitere Muskeln in der Region der Lendenwirbelsäule, etwa die schräge Bauchmuskulatur. Neigen Sie sich zum Beispiel im Stehen zur rechten Seite (Lateralflexion), zieht sich der rechte Lendenmuskel zusammen; er kontrahiert sich, wie wir in der Fachsprache sagen. Drehen Sie den Oberkörper um die Körperlängsachse (Rotation) nach links, kontrahiert sich ebenfalls der rechte Lendenmuskel.

Der Psoas und seine Umgebung

Unser Körper ist ein perfekt ausgeklügeltes System, in dem alles aufeinander abgestimmt ist. Wenn etwas diese Balance stört, gleicht er es aus, so gut er kann, und sorgt dafür, dass das System als Ganzes weiterhin so gut wie möglich funktioniert. Auch der Psoas arbeitet wie gesagt nicht allein, sondern im Verbund mit etlichen anderen Muskeln. Aber nur auf die Muskeln selbst zu schauen reicht längst nicht aus. Deren optimale Funktion hängt ab von der Reizübertragung durch die Nerven, der Versorgung mit Sauerstoff und Nährstoffen durch die Blutgefäße und von gesunden Muskelhüllen, also Faszien. Deswegen werfen wir einen Blick auf die Umgebung des Psoas und schauen uns an, was wie zusammenhängt und was passiert, wenn dort etwas hakt.

Nervale Versorgung

Die Nerven nehmen Reize aus der Umwelt und dem Körper auf und melden sie als elektrische Impulse ans Gehirn. Dieses entscheidet, ob und wie auf den Reiz reagiert werden soll. Wird etwa ein Nerv gequetscht und gerät in eine Unterversorgung, sendet das Gehirn Schmerzsignale, um uns zu veranlassen, etwas gegen diesen Schmerz zu unternehmen, also die Quetschung des Nervs zu beheben. Das tun wir auch umgehend, etwa wenn wir uns den Finger in einer Tür eingeklemmt haben. Viel schwieriger wird es, wenn ein Nerv in der Nähe des Psoas schmerzt, weil die Ursache dafür oft nicht leicht zu finden ist. Am meisten beeinträchtigt werden der Femoral-, der Ilioinguinal- und der Genitofemoralnerv.

Femoralnerv

Der Oberschenkel- oder Femoralnerv (*Nervus femoralis)* entspringt aus den untersten vier Lendensegmenten des Rückenmarks (L1 bis L4) und verläuft zwischen dem großen Lenden- und dem Darmbeinmuskel nach unten zum Knie. Diese Lage, quasi »im« Psoas, kann zu Beeinträchtigungen des Nervs führen, wenn der Psoas etwa dauerhaft angespannt ist und den Femoralnerv zusammendrückt. Von besonderer Bedeutung ist der Oberschenkelnerv für die Beugung des Hüftgelenks und für die Streckung des Kniegelenks, also für das Gehen. Seine kleinen Verästelungen innervieren den Psoas, vermitteln ihm also etwa den Befehl des Gehirns, einen Schritt zu machen. Fällt dieser wichtige Nerv aus, etwa weil ihn ein großer Bandscheibenvorfall oder eine massive Durchblutungsstörung lahmlegt, können Sie nicht mehr gehen!

Ilioinguinal- und Genitofemoralnerv

Beschwerden des Psoas können noch weitere Nerven in seiner Nachbarschaft beeinträch-

tigen. So verläuft der Ilioinguinalnerv, der die Bauchmuskulatur versorgt, hinter dem großen Lendenmuskel entlang und sollte bei Beschwerden des Psoas und ihrer Behandlung immer mit beachtet werden.
Ein weiterer Nerv, der wegen seiner anatomischen Nähe zum Psoas in Mitleidenschaft gezogen werden kann, ist der Genitofemoralnerv. Er zieht innen an der Bauchwand entlang zum Leistenkanal und durch diesen nach außen. Seine Hauptfunktion ist die Versorgung der äußeren Geschlechtsorgane und von Teilen des Oberschenkels.

Blutgefäße in der Psoas-Region

In vielen Körperregionen sind Gefäße und Nerven eng verwoben. Die Blutbahn versorgt durch winzige Äderchen die Nervenzellen mit Nährstoffen, die Nerven durchziehen umgekehrt die großen Gefäße. Wie Muskeln und Faszien müssen beide Systeme elastisch sein, damit sie alle Bewegungen mitmachen können. Ist das nicht der Fall, behindert das den Austausch von Nährstoffen und nervalen Informationen und wirkt sich sehr wahrscheinlich auch auf die angrenzenden Muskeln und Sehnen aus, weil die Reize nicht mehr einwandfrei weitergeleitet werden können.
Das kann gerade bei einem so großen Muskel wie dem Psoas leicht eintreten, denn er wird neben den schon erwähnten Nerven auch von zahlreichen großen und kleinen Blutgefäßen versorgt. Wenn seine Gefäße und Nerven nicht beweglich genug sind, zerrt jede kleinere oder größere Bewegung mehr oder weniger stark an ihnen. Sie können sich vorstellen, dass das auf Dauer nicht gut ist.
Deshalb schützt unser Organismus diese sensiblen Systeme, indem er die Spannung des Psoas reflektorisch, also unbewusst, erhöht. Ist er dauerhaft angespannt, überlastet ihn das einerseits, weil ihm Ruhepausen fehlen. Andererseits kann er seine Stützfunktion an der Lendenwirbelsäule nicht mehr richtig erfüllen. Das bewirkt bald eine Fehlhaltung und überlastet andere Strukturen: Muskeln, Sehnen und Bänder bis hin zu Bandscheiben und Gelenkknorpeln. Die Dauerbelastung lässt dann auch diese schneller verschleißen und es kommt früher oder später zu Schmerzen im Rücken, in der Hüfte, den Knien oder den Füßen.
Ob Muskeln, Blutgefäße und Nerven gut aneinander vorbeigleiten können, ob sie also gegeneinander beweglich sind, hängt sehr stark vom Zustand der Faszien ab. Deshalb schauen wir uns auch diese genauer an.

Faszien

Das Thema Faszien ist seit ein paar Jahren in aller Munde, und zwar aus gutem Grund: Diese feinen weißen Häute aus Bindegewebe, die alle Muskeln und Muskelfasern, alle Zellen und Organe, alle Sehnen, Bänder und Knochen umgeben und teilweise auch durchdringen, galten früher lediglich als Stützgeflecht des Körpers. Die neuere Forschung hingegen betrachtet sie wie die Haut als eigenständiges

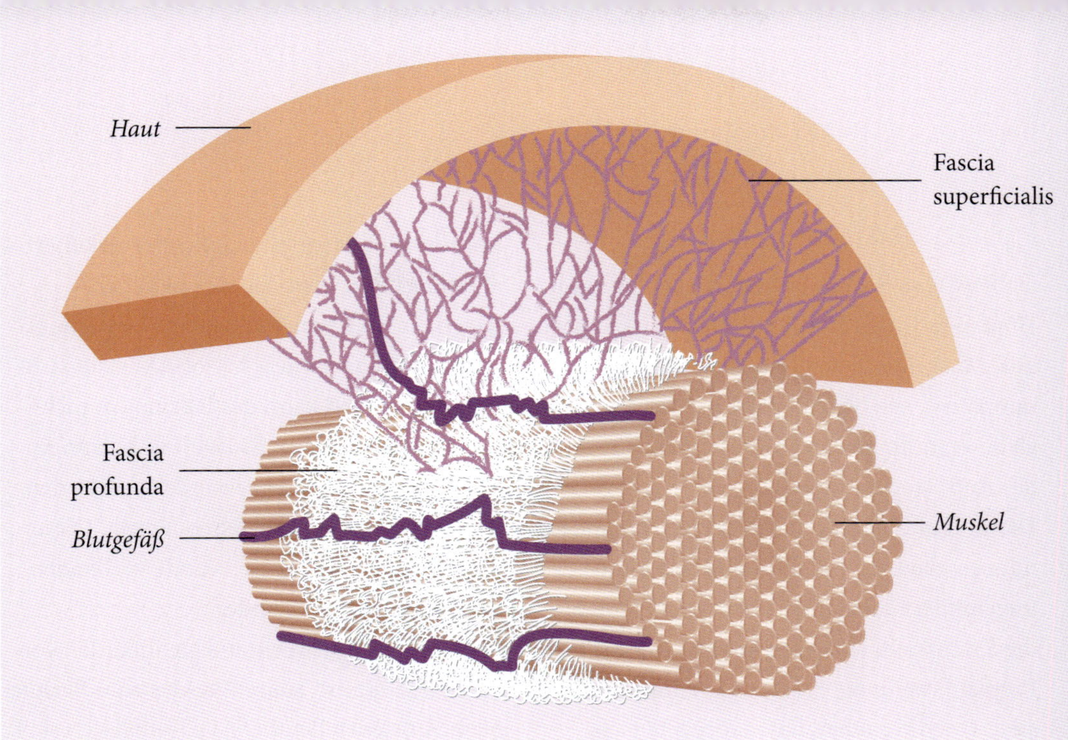

Der zweigeteilte Aufbau der Faszien: Direkt unterhalb der Haut liegt die Fascia superficialis, *darunter die* Fascia profunda, *die Muskeln und Organe umhüllt.*

großes Organ, weil sie mit Nervenenden und Sensoren für die Übertragung von Reizen ausgestattet sind und auch selbst auf Reize reagieren können. Damit sind sie wesentlich an der Kommunikation und Interaktion innerhalb des Körpers beteiligt.

Das gilt besonders, wenn es um Schmerzen geht, denn Faszien sind extrem dicht mit Rezeptoren besetzt, spezialisierten Zellen, die Reize aufnehmen und weiterleiten. Sie halten das Rückenmark und das Gehirn ständig über die Vorgänge im Körper auf dem Laufenden. Sie dienen für die Wahrnehmung der Lage und Bewegung des Körpers im Raum, die sogenannte Propriozeption. Sind sie verklebt oder spröde, schmerzen sie, und zwar recht intensiv. Viele sonst nicht zu erklärende Beschwerden haben darin ihre Ursache.

Die Faszien reagieren wie gesagt selbst auf Reize – kein Wunder, denn 90 Prozent der »freien Nervenenden« (Nozisensoren oder unkorrekt »Nozirezeptoren«) befinden sich nach dem aktuellen Forschungsstand in den Faszien der Muskeln. Es konnte nachgewiesen werden, dass Faszien auf Stresshormone ansprechen, sich dann eigenständig zusammenziehen und dem Gehirn ein Problem signalisieren – eine der möglichen Ursachen für Rückenschmerzen.

Je mehr die Wissenschaft laufend über die Faszien herausfindet, desto besser lässt sich erklären, warum Massage, Yoga, Osteopathie und Akupressur wirksam sind – um nur einige alternative Behandlungsmethoden zu nennen. Da die Faszien ein dichtes Gewebenetz im gesamten Körper bilden, verbinden sie alle Organe und Körperteile. Deswegen kann man durch Drücken eines Akupunkturpunkts auch in weit entfernten Regionen des Organismus etwas bewirken.

Problem: Verklebte Faszien

Stellen Sie sich vor, was beim Gehen oder gar Hüpfen in Ihrem Körper passiert: Ihre Sehnen und Muskeln müssen sich strecken und zusammenziehen, Ihre Organe werden auf und ab bewegt, Ihr ganzer Körper muss den Stoß des Aufsetzens abfangen.

Damit dieses Abfedern schmerzfrei klappt, müssen alle Bestandteile des Organismus ungehindert aneinander vorbeigleiten und die Kräfte sanft abfangen können. Das ist kein Problem, wenn die Faszien glatt und elastisch sind. Doch vor allem das verbreitete viele Sitzen, aber auch mikroskopische Verletzungen des Bindegewebes, die bei körperlicher Anstrengung unvermeidbar sind, führen dazu, dass Faszien sich miteinander verkleben und unbeweglich werden.

Der Auslöser dieses Effekts ist der Stoff Fibrin, der sich sowohl bei Bewegungslosigkeit als auch bei Verletzungen aus dem Blutgerinnungsfaktor Fibrinogen bildet. Letzterer ist in der Lymphflüssigkeit enthalten, die als Teil des Immunsystems im ganzen Körper zirkuliert – allerdings nur, wenn Sie sich bewegen.

Sitzen Sie hingegen stundenlang bewegungslos im Auto oder am Schreibtisch, staut sich die Lymphe und kann das Fibrinogen nicht weitertransportieren. Es lagert sich dann im Bindegewebe ab und verwandelt sich in den körpereigenen »Wundkleber« Fibrin. Dieser »leimt« dann, weil keine Wunde vorhanden ist, die Faszien aneinander.

Sind die Beweglichkeit und Dehnbarkeit von Faszien reduziert, spüren Sie das zum Beispiel beim Aufstehen deutlich. Sie fühlen sich steif und ausladende Bewegungen verursachen Schmerzen. Wenn Sie zu wenig Flüssigkeit trinken, verstärken Sie dieses Problem nebenbei. Das Verkleben des Bindegewebes führt dazu, dass sich auch die zugehörigen Muskeln nicht mehr in voller Länge bewegen können, weil ihre fest gewordenen Hüllen sie einengen. Auch die umliegenden Nerven können so stark eingezwängt werden, dass sie schmerzen, und zwar meist sehr heftig.

Für bewegliche Faszien: Trinken Sie reichlich!

Die Faszien bestehen neben den Proteinen Kollagen und Elastin vor allem aus Wasser. Kollagen ist leicht, dehnbar und sehr zugfest. Elastin ist sehr flexibel. Wasser ist einerseits für die Geschmeidigkeit der Faszien unverzichtbar, andererseits dient es als Transportmedium für sämtliche Nähr-, aber auch für körpereigene Botenstoffe, durch die die Zellen miteinander kommunizieren. Sorgen Sie also dafür, dass Ihre Faszien immer genug Flüssigkeit bekommen. Mit zwei bis drei Litern Wasser pro Tag liegen Sie im Allgemeinen richtig. Sie können Ihren individuellen Minimalbedarf mit dieser Formel ausrechnen:

Körpergewicht in Kilogramm × 30 = minimaler Wasserbedarf in Millilitern

Bei Hitze und viel körperlicher Anstrengung muss es erheblich mehr oder sogar ein Vielfaches davon sein, damit Ihre Faszien schön beweglich bleiben!

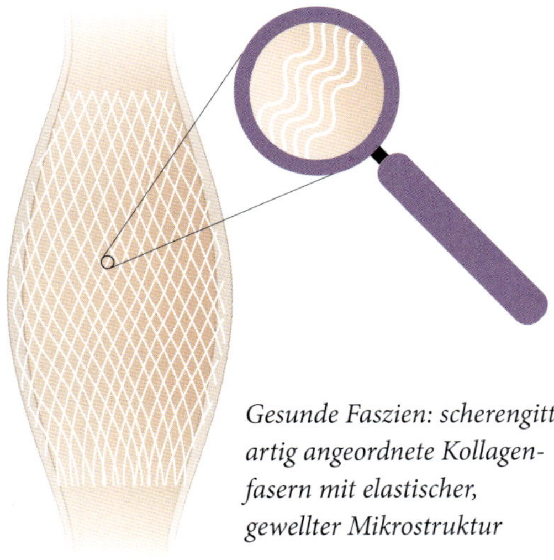

Gesunde Faszien: scherengitterartig angeordnete Kollagenfasern mit elastischer, gewellter Mikrostruktur

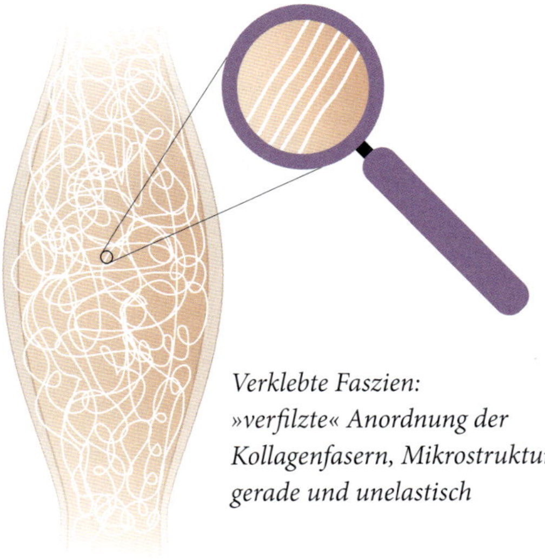

Verklebte Faszien: »verfilzte« Anordnung der Kollagenfasern, Mikrostruktur gerade und unelastisch

Die Veränderungen im Bindegewebe sind nur mit modernsten bildgebenden Verfahren zu sehen, die in den Arztpraxen noch selten sind. Weder durch Röntgen noch durch Ultraschall kann ein Arzt Bindegewebsveränderungen erkennen, weshalb die Diagnose dann »unklare Schmerzen« lautet. Gerade bei Rückenschmerzen ist das mit 80 Prozent die häufigste Diagnose und die Ursache liegt in der Muskulatur und den Faszien.

Bei Schmerzen in der Lendenregion liegt die Ursache häufig im Psoas mit seinen Nerven, Gefäßen und Faszien. Wegen seiner beengten Lage im Becken werden diese Strukturen der bauchseitigen Hüft- und Leistenregion relativ leicht abgedrückt. Auf Dauer kann das die Beweglichkeit dieser Geflechte einschränken und nicht nur direkt am Psoas selbst Beschwerden auslösen, sondern auch in der Lendenwirbelsäule, im Becken und in der Leiste sowie in den Muskeln der Oberschenkelinnenseite und des gesamten Beins.

Die Faszie des *Iliopsoas* ist die *Fascia iliaca*. Sie bildet eine Verlängerung der Zwerchfellfaszie und ist im Becken mit dem Leistenband verbunden. Wenn das Zwerchfell nicht richtig arbeiten kann und dadurch die Durchtrittsstellen von Speiseröhre und Aorta verengt sind, beeinträchtigt das den Lymphfluss und die Durchblutung des gesamten Körpers. Gleichzeitig werden häufig auch der *Musculus quadratus lumborum* und der *Iliopsoas* reflektorisch aktiviert oder anhaltend angespannt, weil beide Muskeln zwischen der Hinterwand des Zwerchfells und der Wirbelsäule liegen. Dies bedeutet für die Praxis, dass Atemtechniken, die das Zwerchfell unterstützen, ein wichtiger Bestandteil des Trainings sind.

Außerdem strahlt mit einigen Fasern auch die Faszie des unteren Rückens (die lumbale Aponeurose aus der *Fascia thoracolumbalis*) in die Faszie des großen Lendenmuskels ein. Sie beeinflusst die Region vom ersten Lendenwirbel bis zum Kreuzbein und vom Darmbeinkamm bis zum viereckigen Lendenmuskel und zu den Darmbeinmuskeln. Das kann wiederum zu Rückenbeschwerden führen, auf die wir ab S. 35 genauer eingehen.

So gerät der Psoas aus dem Gleichgewicht

Denken Sie sich eine senkrechte Achse durch Ihre Nase und Ihren Nabel. Der menschliche Körper mitsamt seinem Psoas ist (abgesehen von einigen inneren Organen) prinzipiell symmetrisch zu dieser vertikalen Achse aufgebaut – zumindest theoretisch. In der Praxis unterscheiden sich die Körperlängshälften jedoch mehr oder weniger. Denken Sie nur an die viel stärker ausgeprägten Muskeln Ihres aktiven Arms, also des rechten bei Rechtshändern, des linken bei Linkshändern.
Ein muskuläres Ungleichgewicht ist auch innerhalb des paarig aufgebauten Psoas' keineswegs selten. Wenn Sie gewohnheitsmäßig sehr oft beim Stehen nur ein Bein belasten (Standbein), vielleicht weil Sie am anderen (Spielbein) irgendwann eine Verletzung hatten, verändert sich die Balance zwischen rechter und linker Körperseite, weil Ihre Becken- und Oberschenkelmuskeln unterschiedlich stark arbeiten müssen.
Auch Mütter, die ihr Kind immer auf der gleichen Hüfte tragen und diese dafür seitlich herausschieben, gewöhnen sich oft so sehr an diese Fehlhaltung, dass sie ihre Körperseiten auf Dauer zu ungleichmäßig belasten.
Der Psoas kann auch auf der einen Seite zu schwach sein, um sich zusammenzuziehen, und auf der anderen Seite eine »Verspannung« aufweisen. In der Folge wird das Becken wahrscheinlich insgesamt nach vorne gekippt. Es wird aber auf der verspannten Seite höher stehen. In seltenen Fällen steht die gehemmte Seite höher.
Von Symmetrie kann in all diesen Fällen keine Rede mehr sein. Stattdessen kommt es durch solche Dysbalancen zu einer Veränderung der Haltung und die physiologisch vorgesehene »neutrale« Stellung der Körperlängsachse geht langfristig verloren.

Organische Ursachen

Neben den genannten muskulären Gründen für eine Dysbalance im Psoas gibt es organische Ursachen. Da der Psoas und die Nieren im Körper nah beieinanderliegen und auch durch die Faszien verbunden sind, kann sich eine Nierenerkrankung negativ auf den Psoas auswirken und sogenannte Psoas-Spasmen verursachen. Dabei zieht sich der Psoas unwillkürlich dauerhaft zusammen.
Die Kontraktion kann so stark werden, dass sie Schmerzen bereitet. Der Arzt kann die Ursache gut diagnostizieren, weil der Psoas den Patienten zur betroffenen Seite zieht und den Oberschenkel auf dieser Seite nach innen dreht. Wegen der Verbindung durch die Faszien können Psoas-Spasmen aber auch aufgrund von Bauch- und Menstruationsschmerzen entstehen.

TEST: WIE KRÄFTIG IST IHR PSOAS?

Um herauszufinden, ob Ihr Psoas auf einer oder beiden Seiten zu schwach ist, können Sie mit der Übung Fußheben folgenden Kurztest durchführen:

- Setzen Sie sich aufrecht hin, beugen Sie Ihre Knie im 90-Grad-Winkel und heben Sie einen Fuß 5 Zentimeter vom Boden ab. Bei einem ausreichend kräftigen Psoas sollten Sie diese Position 10 Sekunden lang halten können.
- Setzen Sie den Fuß danach 3 Sekunden lang ab und wiederholen Sie das Ganze mit derselben Seite 9-mal, ohne die aufrechte Haltung der Wirbelsäule zu verlieren und ohne ein Zittern oder Zucken in den vorderen Oberschenkelmuskeln.
- Testen Sie auf diese Weise auch die andere Seite.

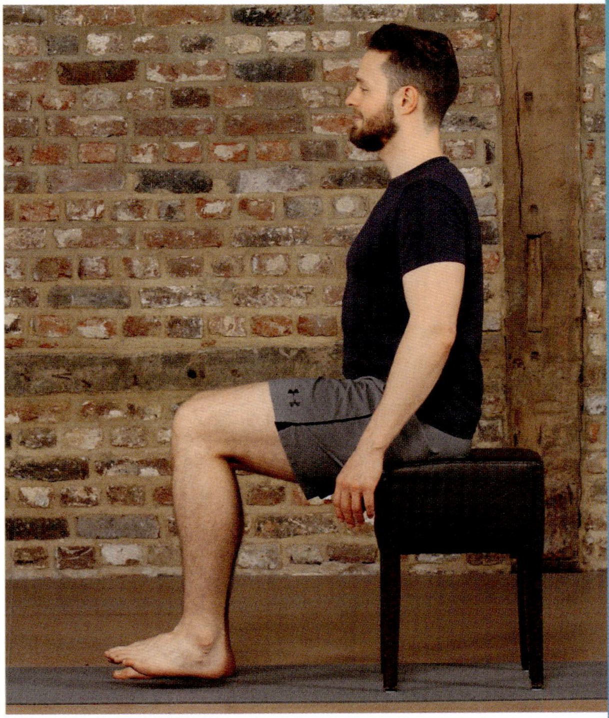

Gelingt Ihnen diese Übung nicht vollständig, wissen Sie, dass Ihr Psoas zu schwach ist. Praktischerweise dient diese Übung gleichzeitig als erste leichte Kräftigungsmaßnahme. Führen Sie sie am besten täglich nach genau diesem Schema durch, also pro Seite 10-mal mit je 10 Sekunden Haltephase.

Wie der Alltag den Psoas quält

Da der Psoas die einzige direkte Muskelverbindung zwischen Ober- und Unterkörper darstellt, ist dieser Muskel an allen Bewegungen des täglichen Lebens mehr oder weniger beteiligt. Selbst wenn Sie nur Ihre Arme heben oder den Kopf drehen, stabilisiert er währenddessen die Lendenwirbel und damit Ihren Rumpf. Gerade beim Sitzen, dem Gegenteil von Bewegung, muss der Psoas besonders viel arbeiten.

Info: »Verkürzter Muskel«

Laien und Experten, Ärzte und Trainer – alle sprechen von verkürzten oder zu kurzen Muskeln, obwohl es diese eigentlich gar nicht gibt. Ein Muskel ist immer gleich lang, und zwar unabhängig davon, wie oft er benutzt oder wie viel er trainiert wird. Tatsächlich beeinflussen Alltagsbewegungen und Training nicht die Länge eines Muskels, sondern seine Kraft und Flexibilität. Was sich allerdings verkürzt, ist die Länge, über die er arbeitet und die verlangte Bewegung erbringen kann. Korrekt ist es daher, von einem »funktionell verkürzten« Muskel zu sprechen oder »verkürzt« und »zu kurz« in Anführungszeichen zu setzen, denn die physische Grundlage ist ja vorhanden und der Muskel könnte immer noch!
Auf den Psoas bezogen bedeutet das: Wird er vorwiegend gebeugt, steht vor allem seine Mitte unter Spannung, quasi der »Muskelbauch«, wie Sie ihn vom Bizeps her kennen. Seine beiden Endpartien am Ursprung und am Ansatz werden hingegen kaum genutzt, weil sie beim Stehen und Gehen nur passiv gestreckt werden. Dadurch kommen sie aus der Übung und sind nicht so leistungsfähig, wie sie sein könnten und sollten.

Permanentes Sitzen verändert den Psoas

Am Tisch, in Verkehrsmitteln, vorm Fernseher … Selbst wenn Sie keinen Bürojob haben und sportlich aktiv sind, prägt das Sitzen nachhaltig Ihren Alltag – und damit auch Ihren Organismus. Im Sitzen beugen Sie die Hüfte sehr lange ohne Pause. Das bedeutet für den Psoas: Er arbeitet ständig, aber immer nur in die Richtung der Beugung und nie oder kaum in die Streckung. Wegen der fortwährenden Anspannung »verkürzt« er sich und »verklebt«, weil nicht seine gesamte Länge genutzt wird. Wenn Ansatz und Ursprung des Muskels zu selten mitarbeiten müssen, verharren sie dauerhaft im zusammengedrückten Zustand. Deshalb stellt sich meist ein sogenannter Hypertonus des Muskels ein. Hypertonie – den Begriff kennen Sie vermutlich vom Thema Blutdruck her – bedeutet in diesem Fall ein Zuviel an Spannung der Muskulatur. Das behindert Sie beim Sitzen nicht, bewirkt aber eine eingeschränkte Beweglichkeit des Hüftgelenks, die so wichtige Bewegungsabläufe wie das Gehen beeinträchtigt. Falls Sie jetzt denken, dass ein funktionell verkürzter Psoas aber immerhin stark und gut ansteuerbar sei, müssen wir Sie enttäuschen, denn beides bemisst sich nach zwei anderen Kriterien, nämlich der aktiven und der passiven Beweglichkeit des Hüftgelenks:

- Die **aktive Beweglichkeit** ist der Bewegungsspielraum, den Sie durch das reine Anspannen der Muskeln erreichen.
- Die **passive Beweglichkeit** ist der Radius, den Sie mit Unterstützung durch Ihr Körpergewicht, durch Schwung oder mit Hilfe von außen erzielen können. Die passive Beweglichkeit ist normalerweise größer als die aktive.

Unter diesen beiden Aspekten kann der Psoas tatsächlich nicht nur funktionell verkürzt, sondern gleichzeitig auch zu schwach ausgeprägt und schlecht ansprechbar sein. Ersteres bedeutet schlechte passive Beweglichkeit im Hüftgelenk, Letzteres schlechte aktive Beweglichkeit. Die Folge ist oft ein im Stehen nach vorne verschobenes Becken, das ein Hohlkreuz verursacht. Fachleute nennen dies eine kompensatorische Hyperextension der Lendenwirbelsäule. Mit dem folgenden Test können Sie herausfinden, wie es um Ihren Lenden-Darmbein-Muskel steht.

Häufiges und zu langes Sitzen führt dazu, dass sich der Psoas »verkürzt«.

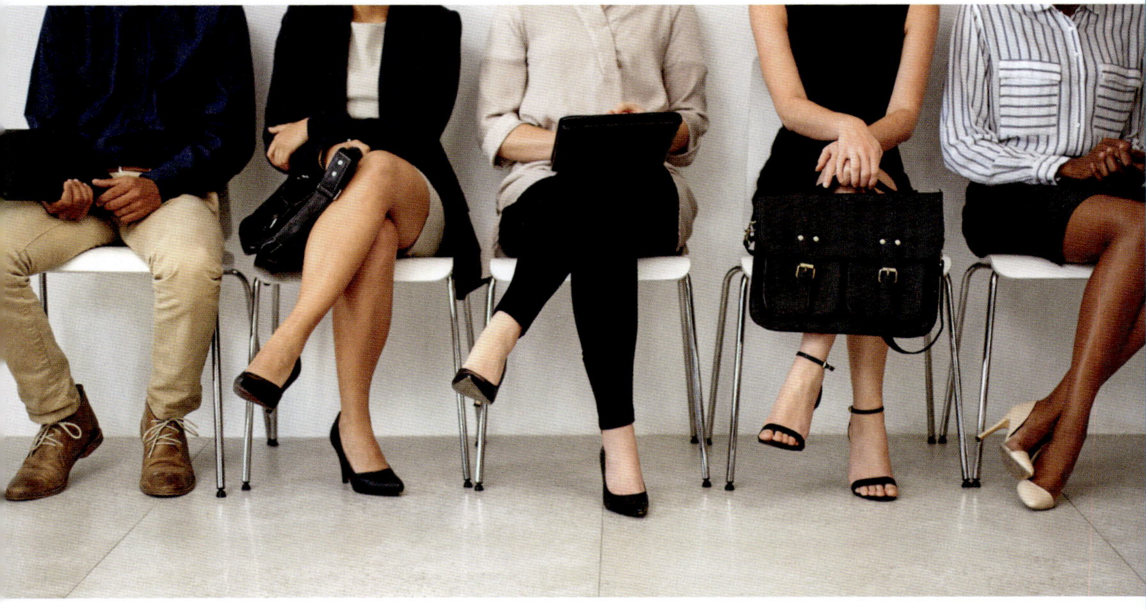

TEST: WIE BEWEGLICH IST IHR PSOAS?

Mit zwei einfachen Tests können Sie herausfinden, wie es um die passive und aktive Beweglichkeit Ihres Psoas steht. Ziehen Sie dafür lockere Kleidung oder elastische Sportsachen an.

PASSIVE BEWEGLICHKEIT

- Legen Sie sich mit gestreckten Beinen auf den Rücken.
- Ziehen Sie ein Knie mit beiden Händen möglichst dicht an Ihren Oberkörper heran. Das andere Bein bleibt gestreckt am Boden.
- Wiederholen Sie das Ganze mit dem anderen Bein.

Hebt sich das jeweils andere Bein während der Übung vom Boden ab? Dann ist Ihr Psoas funktionell verkürzt, steht also ständig unter Spannung.

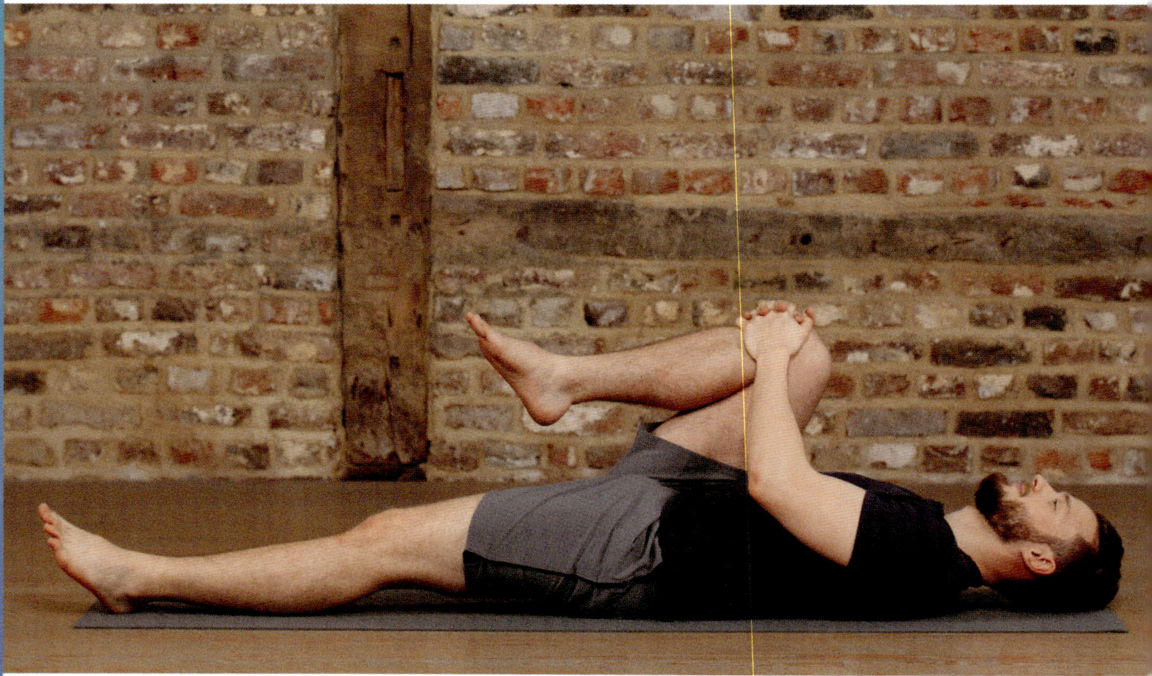

AKTIVE BEWEGLICHKEIT

- Stellen Sie sich möglichst mit dem Rücken an eine Wand, am besten mit einem großen Spiegel gegenüber. Wenn Sie keinen Spiegel passend hängen haben, legen Sie Ihre Hände auf beide Beckenknochen.
- Heben Sie ein Bein an und ziehen Sie das Knie so hoch, dass der Winkel zwischen Oberschenkel und Becken kleiner als 90 Grad wird. Der Rest des Körpers soll sich dabei nicht bewegen. Halten Sie diese Position 30 Sekunden lang.
- Wiederholen Sie die Übung mit dem anderen Bein.

Sehen Sie im Spiegel oder spüren Sie mit Ihren Händen, dass Ihr Becken zur Seite kippt? Falls ja, ist die Mobilität Ihres Psoas eingeschränkt. Können Sie die Position nicht 30 Sekunden lang halten, ist das ein Zeichen dafür, dass Ihr Psoas zu schwach ist. Fallen Ihre Ergebnisse für beide Beine unterschiedlich aus, haben Sie eine Dysbalance Ihrer beiden Psoasmuskeln.

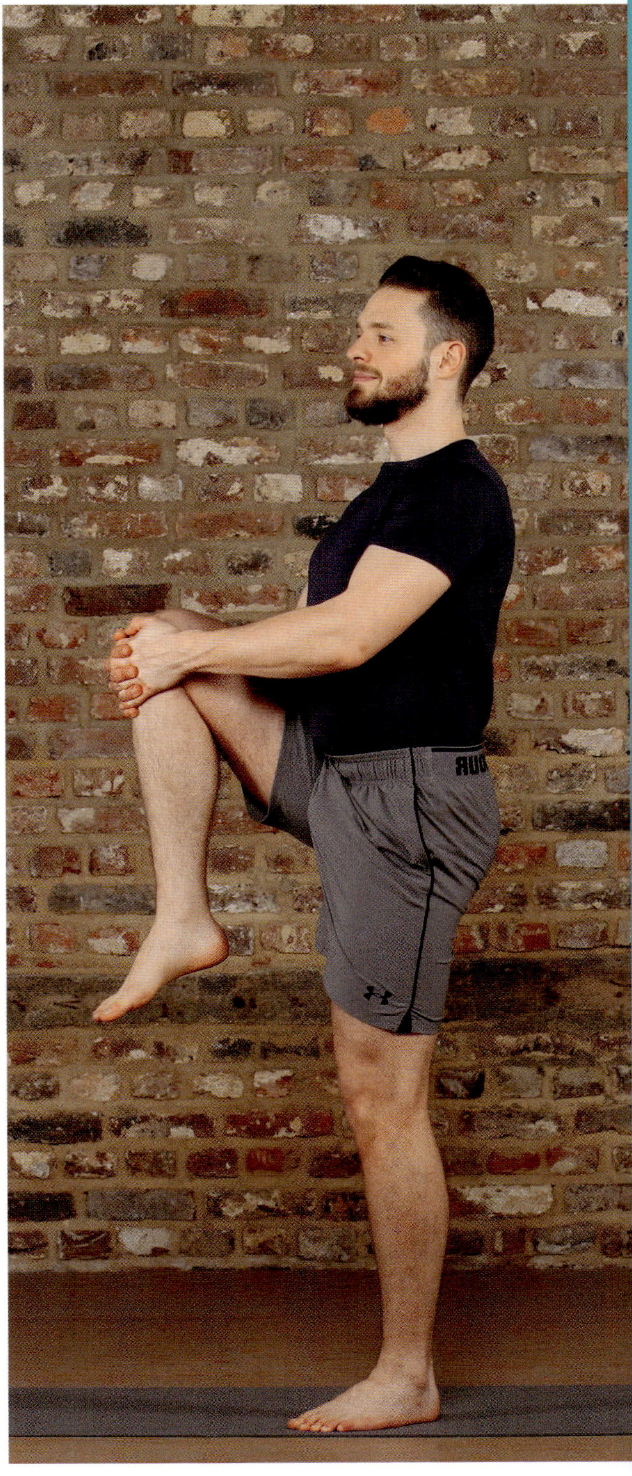

Auch die Umgebung des Psoas leidet

Sie wissen bereits, dass der Psoas eng mit seinen Gefäßen und Nerven verflochten ist. Wenn er durch ausgiebiges Sitzen dauerhaft gebeugt und damit angespannt wird, kann das durch eine Quetschung von Blutgefäßen und/oder Nerven ganz verschiedenartige Beschwerden nach sich ziehen:

- Krämpfe oder Verspannungen in den Muskeln der Beine und Füße,
- Schmerzen in der Leiste, aber auch das
- Restless-Leg-Syndrom, bei dem vor allem abends und nachts die Beine so sehr kribbeln, dass Betroffene sich bewegen müssen.

Wenn Sie solche Symptome längerfristig bei sich feststellen, sollten Sie immer mit einem Arzt Ihres Vertrauens sprechen, am besten mit einem Sportmediziner. Er kann die Beweglichkeit von Gefäßen und Nerven mit speziellen Tests prüfen. Stellt er eine schlechte Mobilität der *A. (Arteria)* oder *V. (Vena) femoralis,* des *Nervus femoralis* oder der *A.* oder *V. iliaca externa* fest, wird er sehr wahrscheinlich auch eine eingeschränkte Beweglichkeit der Hüfte beim Strecken (Hüftextension) diagnostizieren.

Zu langes Sitzen raubt der Muskulatur zum einen Beweglichkeit, zum anderen aber auch Kraft, denn Bewegung hält die arbeitenden Muskeln nicht nur mobil, sondern stärkt sie zugleich. Der Mangel an Kräftigungsreizen betrifft fast immer auch die Kraftentfaltung des großen Gesäßmuskels *(Musculus glutaeus maximus),* der zusammen mit der Oberschenkelrückseite die Hauptarbeit bei der Hüftstreckung leistet.

Sollten Sie viel Zeit im Sitzen verbringen, wählen Sie bei den Übungen besonders solche zur Kräftigung der Hüftmuskeln, etwa der Hüftstrecker, aus.

Gegenbewegungen zur Sitzhaltung schaffen mehr Abstand zwischen Ansatz und Ursprung des Psoas, sodass Sie diesen dehnen. Zusätzlich müssen Sie trotzdem auch den Psoas selbst aktiv kräftigen und mit entsprechenden Übungen geeignete Reize setzen, weil ein funktionell verkürzter Muskel – wie oben erwähnt – auch immer ein zu schwacher Muskel ist! Mit unseren Übungen schaffen Sie das.

Besonders problematische Sitzpositionen

Besonders negativ wirken sich folgende Sitzhaltungen auf den Psoas aus:

- Sitzen mit übereinandergeschlagenen Beinen,
- zu tiefes Sitzen, bei dem sich die Knie höher als das Becken befinden,
- Sitzen ohne Abstützung der Fersen auf dem Boden oder auch mit High Heels,
- Sitzen mit nach hinten geneigtem Oberkörper sowie
- häufige Arbeit mit einem Fußpedal (etwa bei Kassiererinnen, Berufskraftfahrern, Zahnärzten).

Wechseln Sie Ihre Sitzposition möglichst oft. Noch besser: Stehen Sie immer wieder zwischendurch auf und recken und strecken Sie sich.

Das macht Sport mit dem Psoas

Der Psoas ist der für die Stabilisation der Lendenwirbelsäule hauptverantwortliche Muskel. Daher ist er bei jedem Sport an jeder Bewegung beteiligt, spielt also eine zentrale Rolle. Aber nur weil Sie sich viel sportlich betätigen, ist Ihr Psoas nicht automatisch fit. Das hängt nämlich sehr von der Sportart ab.

Wer laufend Yoga oder Pilates treibt, hat wahrscheinlich einen gesunden Psoas, weil dieser dabei oft gedehnt wird und über seine ganze Länge arbeiten muss. Zum anderen spielen die muskulären Unterstützer an Bauch und Hüfte eine wesentliche Rolle im Training. Das ist etwa beim Laufen, Radfahren, Fußball und Schwimmen nicht im nötigen Ausmaß der Fall. Auch diese Sportarten trainieren natürlich den Körper und viele wichtige Muskeln und Fähigkeiten, aber Psoas, Bauchmuskulatur und Hüfte haben eher das Nachsehen.

Vermutlich haben Sie, wenn Sie sich auf eine dieser Sportarten verlegt haben, bei dem Test auf S. 26 f. nicht optimal abgeschnitten, oder? Deswegen gehen wir auf diese Sportarten im Übungsteil (ab S. 41) speziell ein.

Während des Trainings kommen in jeder Sportart hin und wieder Mikroverletzungen der Muskulatur vor. Das ist nichts Wildes und kein Grund, sich Sorgen zu machen, sondern wird oft sogar als Wachstums- und Trainingsreiz genutzt. Beim Verheilen allerdings kann es zu Verklebungen von Nerven, Gefäßen und Faszien kommen, weil das Fibrin (s. S. 20) seine Arbeit tut und sich dabei ein wenig zu weit im Gewebe ausbreitet.

In Bezug auf unsere Lenden-Darmbein-Muskeln kann das eine Einschränkung der Beweglichkeit nach sich ziehen, die Sie aber durch die passenden Übungen schnell in den Griff bekommen (s. ab S. 49).

Um deutlich zu machen, was beim Sport ebenso wie bei den in diesem Buch vorgestellten Übungen mit dem Psoas und mit den anderen Muskeln passiert und warum regelmäßiges Training der Muskulatur so nützlich ist, werfen wir auf diesen Gesichtspunkt zunächst einen genaueren Blick.

So passt sich der Körper ans Training an

Wie leistungsfähig Ihre Muskeln sind, hängt entscheidend davon ab, wie Sie sie nutzen, und zwar von der Art und der Dauer. Beim Training belasten Sie Ihre Muskeln ganz bewusst, setzen also Reize, um sie zu fordern und zu fördern:

- Ganz geringfügige Reize haben gar keinen Trainingseffekt. Sportwissenschaftler nennen sie unterschwellige Reize.
- Mit schwachen Reizen erhalten Sie die Funktion der Muskeln.

- Erst überschwellige Reize wirken aufbauend auf die Muskulatur.
  - Mit zu starken Reizen würden Sie Ihre Muskeln langfristig überfordern.

Wann ein Reiz zu stark oder zu schwach ist, hängt immer vom individuellen Trainingszustand ab. Was für einen Anfänger schon eine Überforderung bedeutet, genügt bei Fortgeschrittenen gerade zur Erhaltung der Muskelfunktionen. Für alle jedoch gilt: Wählen Sie Ihre Belastung immer überschwellig, wenn Sie sich verbessern wollen. Belasten Sie aber die Muskeln nicht jeden Tag gleich stark, denn sie benötigen Zeit für den Einbau von Protein. Falls Sie sich durch Training regenerieren wollen, was eigentlich immer möglich ist, sind schwache Reize richtig. Wichtig ist für jedes sportliche Niveau, dass Sie nicht ständig zu intensive Reize setzen, denn die schaden Ihnen mehr, als Sie Ihnen nutzen.

Unser Organismus ist sehr anpassungsfähig und versucht, immer als Gesamtsystem im Gleichgewicht zu bleiben. Wenn er merkt, dass Sie sich zwei- bis dreimal pro Woche körperlich anstrengen, produziert er kräftigere Muskelfasern und mehr Zellkraftwerke (Mitochondrien), damit er den Belastungen in Zukunft besser gewachsen ist. Besonders schnell passen sich das Nervensystem, das Herz-Kreislauf-System und die Muskulatur an neue Belastungen an. Sehnen, Knorpel und Knochen benötigen deutlich mehr Zeit. Das müssen Sie wissen, damit Sie Ihren Sehnenapparat nicht mit intensiven Dehnübungen überfordern, wenn Sie die funktionelle Verkürzung Ihres Psoas ausgleichen wollen.

Möchten Sie sich beispielsweise vom Anfänger- auf das Fortgeschrittenenlevel steigern, tun Sie das schrittweise: Trainieren Sie die Anfängerübung, die Sie beherrschen, noch eine Weile weiter, aber mit mehr Wiederholungen und Durchgängen. Erst wenn auch das gut klappt, wechseln Sie zur Übung für Fortgeschrittene. So kommen Sie voran, geben aber Ihrem Körper die Zeit, die er benötigt, um sich anzupassen. Dieses Prinzip gilt grundsätzlich für jede Sportart und jedes Training. Die Entwicklung der Muskulatur und damit natürlich auch des Psoas durch den Sport hat vier Teilaspekte: erstens die Koordination, zweitens Versorgung und Ausdauer, drittens das Wachstum und viertens die gezielte Ansteuerung der trainierten Muskeln.

Was eine gute Koordination der Muskeln bringt

Je besser unsere Muskeln zusammenspielen und ihre Arbeit und Leistung aufeinander abstimmen, umso geschmeidiger, eleganter und vor allem sicherer bewegen wir uns. Diese Fähigkeit bezeichnen Sportwissenschaftler als intermuskuläre Koordination. Wenn sie – wie bei Tänzern oder Turnern – gut funktioniert, sind große Leistungen möglich. Ist sie nicht so ausgeprägt, gelingt eine Bewegung weniger geschmeidig, weil auch Muskeln mithelfen müssen, die dafür eigentlich nicht nötig sein sollten. Vielleicht gelingt die Bewegung gar nicht oder verursacht Schmerzen.

Ein Beispiel ist das Absenken der in Richtung Decke gestreckten Beine in der Rückenlage. Dabei wirken immense Drehmomente und

Schubkräfte auf die Wirbelsäule ein. Nur eine gut trainierte Bauchmuskulatur kann diese Lasten abfangen. Wenn die tiefen Bauchmuskeln jedoch zu schwach sind, bildet die Lendenwirbelsäule ein Hohlkreuz und die Kräfte werden auf den Psoas übertragen. Das verstärkt sich noch, wenn Sie die Bewegung mit Schwung ausführen.

Rückenschmerzen sind häufig die Folge von technisch falsch ausgeführten Bewegungen. Die Ursache wird aber oft fälschlicherweise beim Psoas gesucht, der sein Bestes gegeben hat, um die Bewegung zu stabilisieren, obwohl er dafür gar nicht zuständig ist.

Ein guter Trainer oder Therapeut wird eine bestimmte Übung immer erst dann für Sie wählen, wenn Ihre Rumpfmuskulatur dafür genügend ausgeprägt ist. Ein Anfänger hat schon einen ausreichenden Trainingseffekt, wenn er die angewinkelten Beine nur ein ganz klein wenig kontrolliert absenkt und wieder hebt, und zwar so, dass die Hüftbeugemuskulatur mit dem Psoas möglichst wenig beteiligt ist. Dem Einsteiger ist besser mit Übungen gedient, die Bauch- und Hüftmuskulatur sowie Rückenstrecker separat stärken. Bis sich die Muskeln angepasst haben, dauert es mehrere Monate, je nach Trainingshäufigkeit durchaus bis zu einem Jahr.

Eine der klassischen und besten Übungen für die Stärkung der Bauchmuskulatur ist der **Crunch,** auch **Bauchpresse** genannt, bei dem man den Rumpf aus der Rückenlage ins Sitzen hochrollt. Eigentlich ist dieser Klassiker ideal, weil er die Wirbelsäule kaum belastet. Aber auch dabei werden viele Fehler gemacht – und dann dem Psoas angelastet. Vermeiden Sie während der Bewegung Folgendes, damit die Hüftbeuger möglichst nicht mitarbeiten:

- Das Hüftgelenk darf während des gesamten Ablaufs der Übung nicht bewegt werden. Achten Sie schon in Rückenlage darauf, das Becken nicht zu stark aufzurichten. Bauchnabel und Schambeinbereich sind komplett horizontal ausgerichtet und der natürliche Hohlraum zwischen Lendenwirbelsäule und Boden ist so niedrig, dass nicht mehr als eine dünne Zeitung hindurchpasst.
- Rollen Sie beim Aufrichten des Oberkörpers unbedingt Wirbel für Wirbel vom Boden ab. Sie dürfen nicht etwa den in sich geraden Rücken aufrichten, denn diese Bewegung könnte einzig und allein aus dem Psoas erfolgen, weil nur dieser im Gegensatz zur Bauchmuskulatur Ober- und Unterkörper verbindet!
- Fixieren Sie auf keinen Fall die Beine und/oder Füße mithilfe eines Gurts oder einer Sprossenwand, weil sonst die Zugkraft auf den Iliopsoas übertragen werden könnte.
- Nutzen Sie die sogenannte reflektorische Hemmung Ihrer Muskulatur, indem Sie während der gesamten Übung Ihre Fersen entweder senkrecht in den Boden drücken oder in Richtung Ihres Gesäßes mit Druck in Richtung Boden anziehen. Auf diese Weise lösen Sie komplexe Reflexe aus, die den Psoas an der aktiven Kontraktion hindern. Er kann dann kaum noch mithelfen, sodass die Hauptarbeit der Bauchmuskulatur zufällt.

Sie sehen an diesen beiden Übungsbeispielen, dass nicht der Psoas, wie vielfach von unwissenden Trainern behauptet wird, sondern falsche Bewegungsabläufe für Rückenschmerzen verantwortlich sind – für deren Korrektur eigentlich der Trainer zuständig wäre. Der Psoas wirkt vielmehr stabilisierend und entlastend auf die Wirbelsäule, das Becken und das Iliosakralgelenk zwischen Darm- und Kreuzbein *(Os ilium* und *Os sacrum).*

Info: Sarkomere – die Motoren der Muskelfasern

Jede Muskelfaser besteht aus rund 1000 winzigen Muskelfäserchen, den Myofibrillen. Diese wiederum setzen sich aus noch kleineren Einheiten zusammen, den Sarkomeren. Eine durchschnittliche Muskelfaser von zehn Zentimetern Länge besteht aus etwa 40 000 Sarkomeren. Jeder dieser Winzlinge ist neben anderen Proteinen aus den beiden Eiweißstoffen Aktin und Myosin aufgebaut. Diese beiden gleiten bei einer Muskelkontraktion wie ein Kolben und ein Zylinder ineinander und arbeiten so gemeinsam als Miniaturmotor der Muskelfaser. Die Sarkomere sind hintereinandergeschaltet. Wenn sich eines davon verkürzt, machen alle anderen mit. So addiert sich die eigentlich minimale Kraft vieler, vieler Mini-Motoren zu einer großen oder sogar sehr großen Kraft. In einem Durchschnittsmuskel arbeiten etwa 200 Millionen Sarkomere, um den Muskel anzuspannen. In einem großen Muskel wie dem Psoas sind es noch sehr viele mehr.

Ein Nervensignal an den Muskel löst die Kontraktion des Sarkomers aus. Um sie zu bewerkstelligen, werden im Muskel Kalzium-Ionen ausgeschüttet. Sie schwimmen – vereinfacht ausgedrückt – zwischen den Proteinen und veranlassen sie, sich ineinanderzuschieben. Damit sie sich wieder voneinander lösen können, muss ATP (Adenosintriphosphat) als Energieträger zur Verfügung stehen. Bei einem funktionell verkürzten oder hypertonen Muskel, der ständig angespannt ist, können sich Aktin und Myosin nicht mehr voneinander lösen, weil die Versorgung des Sarkomers mit ATP und Sauerstoff unzureichend ist und weil die Kalzium-Ionen nicht komplett in ihre Speicher zurückgepumpt werden.

Bessere Versorgung und Ausdauer der Muskeln und was Sie davon haben

Wenn Sie Hunger oder Durst haben oder sich schon länger in schlechter Luft aufhalten, werden Sie matt und müde und können nicht mehr gut denken – kurz: Sie sind nicht mehr leistungsfähig. Nicht anders ergeht es Ihrer Muskulatur. Nur wenn das Blut sie mit genügend Nährstoffen und Sauerstoff versorgt, kann sie optimal arbeiten. Mit Blick auf den Psoas sind dabei zwei Aspekte wichtig:

- Ständige Anspannung beeinträchtigt die Versorgung des Psoas. Was dabei genau im tiefsten Innern des Muskels passiert, lesen Sie in der Info links. Wenn Sie seine funktionelle Verkürzung durch Übungen rückgängig machen, wird Ihr Psoas also automatisch besser ernährt.

- Wird der Psoas darüber hinaus trainiert und gestärkt, verbessert sich der Stoffwechsel in seinen Zellen und es bilden sich zusätzliche feinste Blutgefäße, die ihm noch mehr Nährstoffe und Sauerstoff liefern.

Bessere Versorgung und damit längere Ausdauer Ihrer Muskeln erreichen Sie nicht etwa durch einen höheren Schwierigkeitsgrad, sondern durch viele dynamische Wiederholungen einer Übung. Trainierte Muskeln haben einfach mehr Energie zur Verfügung, die sie in Bewegung umsetzen können. Wir Sportwissenschaftler nennen dies eine längere lokale Ausdauer eines Muskels. Einem ausdauernden Psoas im Speziellen fällt langes Sitzen viel leichter.

So lassen Sie Ihre Muskeln wachsen

Wenn Sie regelmäßig trainieren und dabei Ihre Muskeln »energetisch auslasten«, passen sie sich an die Belastung durch Wachstum an. Konkret heißt das: Sie müssen die Energie Ihrer Muskeln aufbrauchen, sodass sie am Ende einer Übungsserie erschöpft ist. Ob das der Fall ist, merken Sie ganz einfach: Ein erschöpfter Muskel fühlt sich an, als würde es in ihm brennen – ein Gefühl, das wir gerne vermeiden. Die meisten Menschen hören deswegen beim ersten leichten Ansatz von Brennen auf und der Trainer sagt: »Komm, einmal noch!« Nach diesem herausfordernden einen Mal – oder auch zwei oder drei zusätzlichen Wiederholungen – ist die Belastung normalerweise genau richtig.
Erst dieser anstrengende letzte Reiz signalisiert der Muskulatur, dass sie mehr Eiweiß einlagern muss, den wichtigsten Zellbaustoff. Dadurch wird der Muskel größer und kann eine stärkere Belastung besser bewältigen. Klar, dass es einem starken Psoas leichter fällt, die Wirbelsäule und das Becken zu stabilisieren, als einem schwachen.

Mehr Kraft durch bessere Ansteuerung der Muskelfasern

Unser Organismus arbeitet immer möglichst ökonomisch und an dieses Prinzip halten sich auch die Muskeln. Deswegen arbeitet bei leichten Bewegungen nur ein Teil der Muskelfasern, während sich die restlichen ausruhen und auf anstrengendere Aufgaben warten. Das gilt für den Alltag genauso wie für den Sport. Um wirklich alle Muskelfasern zu trainieren, sind unterschiedliche Bewegungen und Intensitäten notwendig.
Die Skelettmuskulatur, zu der auch der Psoas gehört, besteht aus drei Typen von Muskelfasern, die in jedem Muskel in unterschiedlicher Zusammensetzung vorkommen und sich in Aussehen, Aufbau und Aufgabe deutlich unterscheiden:

- **Slow-Twitch-Fasern** ziehen sich, wie der englische Name besagt, langsam zusammen, sind dafür aber sehr ausdauernd. Klein und gut durchblutet, sehen sie unter dem Mikroskop rot aus und werden deshalb auch rote Fasern genannt. Wir benutzen sie fast den ganzen Tag über, nämlich bei allen Bewegungen und Tätigkeiten, für die wir keine große Kraft benötigen, wie etwa Schreiben oder Kartoffelschälen. Durch das Training dieser Fasern verbessern Sie deren Koordination und Kraftausdauer. Gerade die großen Muskelgruppen an Gesäß und Hüfte, also der Psoas und seine Teamplayer, die anderen Hüftbeuger, profitieren davon. Für ihr Training brauchen Slow-Twitch-Fasern viele Wiederholungen bei geringer Intensität.

- **Fast-Twitch-Fasern** sind groß und stark und kontrahieren sich schnell. Sie heißen auch weiße Fasern, weil sie unterm Mikroskop hell aussehen, was an ihrer deutlich schlechteren Durchblutung liegt. Diese ist der Grund dafür, dass die Fast-Twitch-Fasern sehr schnell ermüden und deswegen nur dann zum Einsatz kommen, wenn wir etwas sehr Anstrengendes tun wie sehr schweres Heben (der Psoas beugt) oder Rennen (der Psoas stabilisiert). Da die weißen Muskelfasern auf geringe Belastungen gar nicht ansprechen, können Sie sie nur mit hoher Intensität trainieren. Sie brauchen Anstrengung, also schnelle Bewegungen oder schwere Gewichte.
- **Intermediäre Fasern** werden auch Zwitter-Fasern genannt, weil sie mit den beiden anderen Fasertypen jeweils etwas gemeinsam haben. Sie sind aufgrund ihres Aufbaus etwas ausdauernder als die weißen Fasern und etwas schneller als die roten. Damit sind sie prädestiniert für mittelschwere Belastungen. Sie werden beim Training der beiden anderen Fasertypen immer mittrainiert. Gezielt sprechen Sie sie an mit dem üblichen Turnus von zehn bis zwölf Wiederholungen in zwei bis drei Sätzen.

Egal um welchen Fasertyp es sich handelt, wir nutzen normalerweise nur etwa 60 Prozent unserer Muskelfasern. Da geht also noch was! Dafür verantwortlich ist das zentrale Nervensystem. Vom Muskel führen Nerven zum Gehirn, das den Bewegungsimpuls auslöst. Wie viele Fasern eines Muskels dann tatsächlich zum Einsatz kommen, hängt davon ab, wie viele von ihnen der zuständige Nerv aktivieren kann. Dieser Aspekt ist für die Leistungsfähigkeit eines Muskels wichtiger als seine Größe und auch er lässt sich trainieren. Dabei liegt der Schwerpunkt auf dem Tempo oder der Intensität der Bewegungen. Sie werden schnell, explosiv und gleichzeitig kraftvoll ausgeführt. In der Folge wächst der Muskel nicht, gewinnt aber Kraft hinzu. Sie müssen also keine Angst davor haben, wie ein Bodybuilder auszusehen, wenn Sie das nicht möchten. Für den Psoas sind diese Bewegungen ideal, weil sie ihn kräftigen, ohne dass er allzu groß wird. So lässt er der Bauchmuskulatur genug Raum.

Was hat der Psoas mit Rückenbeschwerden zu tun?

Da der Psoas für die Stabilisation der Lendenwirbelsäule verantwortlich ist und mehr als zwei Drittel aller Rückenbeschwerden diesen unteren Abschnitt des Rückgrats betreffen, wird der Lenden-Darmbein-Muskel bei Rückenschmerzen oft ohne Zögern zum Schuldigen erklärt. Nach allem, was wir bis hierher bereits über den Psoas erläutert haben, können Sie jedoch schon ahnen, dass dies viel zu kurz gedacht oder sogar falsch ist. Das Gleiche gilt, wenn er für Hüftprobleme verantwortlich gemacht wird, nur weil er wesentlich an der Bewegung der Beine mitwirkt. In beiden Fällen macht man es sich leicht und übersieht, dass der Psoas nicht allein agiert. Wir müssen ihn immer in Verbindung mit dem ganzen Körper und speziell den Reaktionsketten der Muskulatur sowie ihren zugehörigen Sehnen, Bändern und Faszien sehen.

Wenn Sie also beim Beugen des Oberkörpers nach vorne Schmerzen im unteren Rücken haben, gilt es, nicht nur diesen zu untersuchen. Denn während Sie durch die Beugung hinten Ihren Rücken dehnen, drücken Sie vorne Ihren Bauch zusammen. Bauch und Rücken sind die beiden Seiten eines Systems. Trotzdem wird kaum ein Arzt, nicht einmal ein eigentlich versierter Orthopäde, auf der Vorderseite des Körpers nach der Ursache von Rückenschmerzen suchen. Der Bauch steht eigentlich nur bei Beschwerden im Unterleib

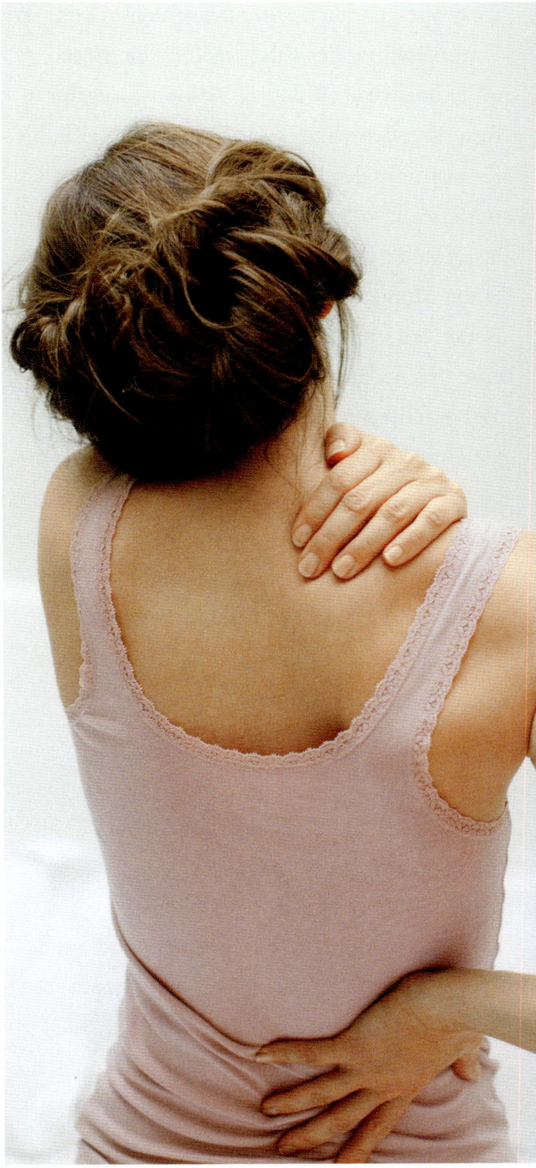

Oft wird die Ursache für Rückenbeschwerden zu Unrecht allein beim Psoas gesucht.

und Verdauungstrakt im Mittelpunkt der ärztlichen Aufmerksamkeit. Die tiefe Bauchmuskulatur spielt jedoch eine maßgebliche Rolle für die Beweglichkeit und die Stabilität des Rückens.
Deswegen ist nach einer ausschließlichen Untersuchung des Rückens die Diagnose oft keineswegs eindeutig. Als Auslöser der Beschwerden werden eine Skoliose (seitliche Krümmung der Wirbelsäule), ein Beckenschiefstand oder unterschiedliche Beinlängen festgestellt. Doch tatsächlich gibt es kaum einen Menschen, der genau gleich lange Beine, ein völlig regelmäßiges Becken oder eine optimal geformte Wirbelsäule besitzt. Wir wachsen damit auf und der Körper gleicht solche Dysbalancen in der Regel problemlos aus, sogar so gut, dass Olympioniken damit sportliche Höchstleistungen erbringen können. Solange der Unterschied nicht mehr als zwei Zentimeter beträgt, unternehmen Sie dagegen am besten gar nichts und sehen einfach darüber hinweg.

Die unterschätzte Rolle der Bauchmuskulatur

Wenn wir zu viel sitzen und uns dabei mehr oder weniger stark nach vorne beugen, verkürzt sich auf Dauer nicht nur, wie ab S. 24 beschrieben, der Psoas funktionell, sondern auch die Bauchmuskulatur. Diese und ihre Faszien spannen Sie beim Sitzen an. Da beide die Verbindung zwischen Brustkorb und Becken bilden, ziehen sie den Brustkorb nach unten in Richtung Becken und die Folge ist ein Rundrücken.
Da die Bauchmuskeln auch am Becken ansetzen, kommt es außerdem vor, dass sie dieses durch ihre Spannung anheben, was ebenfalls einen Rundrücken verursacht. Ziehen stark angespannte Bauchmuskeln gleichzeitig an Brustkorb und Becken, ist der Rundrücken besonders ausgeprägt. Diese Sitzhaltung beeinflusst langfristig auch die Körperrückseite, weil die Gesäßmuskeln dem Zug folgen müssen und nach vorne gedrückt werden. Im Endeffekt können Sie Ihren Körper nicht mehr komplett strecken und aufrichten.
Aber die Auswirkungen der funktionell verkürzten Bauchmuskulatur reichen noch viel weiter. Wenn Ihr Rücken rund ist, tragen Sie Ihren Kopf viel weiter vorne. Seine Gewichtskraft von rund sieben Kilogramm wird dann nicht mehr vertikal durch die Halswirbelsäule zu den Füßen abgeleitet, sondern befindet sich deutlich vor dieser Linie. Das bringt die gesamte Statik des Körpers aus dem Lot, denn weit vor dem Körper entstehen Scherkräfte, also entgegengesetzte Kräfte, die er durch zusätzliche Muskelarbeit abfangen muss. Das belastet das gesamte System zusätzlich.
Diese Problematik hat sich in den letzten Jahren mit dem Siegeszug der Smartphones und Tablets deutlich ausgebreitet und verschärft. Bei deren Benutzung hält man Kopf und Nacken relativ lange nach vorne geneigt; viele Jugendliche tun das stundenlang. Die Nackenmuskulatur steht dann unter Dauerspannung und oft werden die Schultern hochgezogen. Das verursacht Probleme im oberen Rücken.

Wenn Bauchmuskeln und Psoas nicht genug Platz haben

Die beiden langen geraden Bauchmuskeln *(Musculi rectus abdominis)* und ihre Faszien, deren ständiger Zug in schweren Fällen die natürliche Krümmung der Lendenwirbelsäule stark verringern oder sogar aufheben kann, wirken auch direkt auf den Psoas ein. Ist der Bauchmuskel ständig angespannt, bekommt er – wie andere Muskeln auch – einen dicken Bauch in der Mitte. So benötigt der Muskel mehr Platz als einer, der über seine ganze Länge arbeitet und deshalb lang, schlank und geschmeidig ist. Da er sich in engster Nachbarschaft zum Psoas befindet, zieht er diesen oft in Mitleidenschaft, indem er ihn staucht. Diese Stauchung wirkt sich wiederum auf die Lendenwirbel und ihre Bandscheiben aus, weil die tiefen Faszienschichten des Psoas sie noch mehr zusammendrücken.

In all diesen Fällen liegt die Ursache für Rückenprobleme nicht beim Psoas, sondern ist in der Bauchmuskulatur zu finden. Deswegen ist es wichtig, in der Diagnostik den gewohnten einseitigen Blick von der Rückseite des Körpers auch auf die Vorderseite zu lenken. Als Patient können Sie mit Fragen einen Anstoß in diese Richtung geben, wenn die Diagnose Ihrer Rückenschmerzen einen unklaren Befund ergibt.

Test: Verursacht Ihr Psoas Rückenschmerzen?

Haben Sie Beschwerden im unteren Rücken? Ob Ihr Psoas daran beteiligt ist, können Sie recht einfach herausfinden: Beugen Sie im Stehen Ihren Oberkörper nach vorne und unten und richten Sie ihn dann wieder auf. Wenn Ihr Rücken vor allem beim Vorbeugen wehtut, sind vermutlich der Rückenstrecker und die Gesäßmuskulatur dafür verantwortlich. Schmerzt er aber besonders beim Aufrichten, ist wahrscheinlich der Psoas die Ursache. Ein weiteres Indiz für Letzteres ist es, wenn Sie auf dem Rücken liegend Ihre Oberschenkel nicht vollständig auf dem Boden ablegen können.

STRESS SCHADET DEM PSOAS

Den Psoas bezeichnet man auch als Kampf-oder-Flucht-Muskel oder als Muskel der Seele, denn in Anbetracht seiner Funktion, seiner Größe und seiner Lage tief im Körperinneren ist er wesentlich am Stressgeschehen beteiligt: Ohne ihn wären Weglaufen oder Kämpfen gar nicht möglich. Doch was passiert überhaupt bei Stress mit uns und dem Psoas? Wie können wir die Auswirkungen von Stress aktiv beeinflussen?

ALARM IM GANZEN KÖRPER!

Wenn unser Gehirn eine Situation als unmittelbar gefährlich einstuft – das tut es unbewusst –, setzt eine Kaskade von körperlichen Reaktionen ein. Sie dient dazu, unser Leben zu retten, hat sich darin bewährt und ist daher seit Beginn der Menschheit immer gleich geblieben. Das Nebennierenmark schüttet die Stresshormone Adrenalin und Noradrenalin aus, die für eine tiefere Atmung und einen schnelleren Herzschlag sorgen. Die Nebennierenrinde produziert sogenannte Glukokortikoide, durch die der Stoffwechsel mehr Energie bereitstellen kann. Die Durchblutung der Muskulatur wird hochgefahren und dafür das Blut aus Gehirn, Haut und Verdauungssystem abgezogen. Deshalb werden wir bei Stress blass, können nicht mehr klar denken und leiden unter Durchfall oder Verstopfung. Die Muskeln spannen sich an: Unser ganzer Organismus ist bereit, sich der Bedrohung zu stellen und zu kämpfen oder vor ihr zu flüchten. Wir sind jetzt zu körperlichen Höchstleistungen fähig. Der Psoas als Verbindung zwischen Ober- und Unterkörper nimmt dabei eine zentrale Position ein. Er ist nicht nur wichtig für unsere Bewegungen, sondern auch für den Schutz unserer inneren Organe durch die Vorkrümmung des Oberkörpers.

Doch unser Stress ist natürlich der des 21. Jahrhunderts und der erfordert nur in den seltensten Fällen eine körperliche Lösung. Wir haben typischerweise keine Angst vor einem Bären, sondern vor einem cholerischen Chef, einer nörgelnden Schwiegermutter oder einer Krankheit. Dabei hilft uns ein angespannter Psoas gar nichts. Der Frühmensch hingegen hat mit ihm und den anderen Stressreaktionen sein Leben gerettet: Er hat bei Kampf oder Flucht die zusätzliche Energie verbraucht, die pushenden Hormone sowie die Muskelspannung abgebaut und sich am Ende irgendwo ausgepowert und müde ausgeruht. Das können wir in unseren heutigen Stresssituationen fast nie. Wir müssen uns zusammenreißen, unser leeres Gehirn anstrengen und intellektuell durch überlegtes Handeln oder kluge Kommunikation mit der Situation fertigwerden. Danach sind wir auch erschöpft, aber mit einem wesentlichen Unterschied: Die Muskulatur ist bis ins Innerste noch angespannt und die Stresshormone »geistern« weiter durchs Blut.

NACH DEM STRESS UNBEDINGT AKTIV SPANNUNG ABBAUEN

Während sich die Muskulatur an der Körperoberfläche nach und nach durch unsere alltäglichen Bewegungen wie Aufstehen und Gehen entspannen kann, behalten die Muskeln in der Tiefe des Körpers wie der Psoas oder die tiefe Rücken- und Brustmuskulatur eine Restspannung. Wenn wir diese nicht aktiv abbauen, kommt es früher oder später in den entsprechenden Regionen zu Schmerzen, zumal sich dort die Spannungen »ansammeln«, wenn wir häufiger Stress haben. Eine solche Daueranspannung des Psoas und der übrigen Muskulatur nach Stress und Angst können wir nur durch Bewegung verhindern. Was uns konkret hilft, sind Ausdauersportarten wie Nordic Walking, Joggen, Radfahren und Schwimmen oder auch ausgiebiges Spazierengehen, und zwar möglichst bald nach dem Stress, also am besten noch am selben Tag. Speziell die Anspannung des Psoas können Sie ganz wunderbar mit den Übungen in diesem Buch lösen.

NOCH BESSER: STRESS VERMEIDEN

Stress, Überlastung und Überforderung prägen unsere Arbeits- und Alltagswelt zunehmend, weil andere und auch wir selbst immer höhere Ansprüche an uns stellen und wir immer mehr in immer kürzerer Zeit erledigen und erleben wollen. Für unser Wohlbefinden insgesamt und unsere Gesundheit inklusive Psoas im Speziellen ist es deswegen am besten, wenn wir mit unseren Stressfaktoren bewusst umgehen. Es ist sinnvoll, unsere Aufgaben und Termine zu durchforsten, um manche davon zu streichen oder zumindest mehr freie Zeit und Arbeitspausen einzuplanen. Wenn wir diese Auszeiten bewusst nicht für Erledigungen, sondern für unsere Entspannung nutzen, schaffen wir am Ende mehr als vorher, weil wir nicht so gestresst sind.
Gegen vermeidbare, wiederkehrende Stresssituationen empfehlen sich zwei Taktiken:

- das Erlernen und Anwenden von Entspannungsmethoden (z. B. Atemtechniken, progressive Muskelentspannung nach Jacobson, autogenes Training oder Meditation), die Sie vor und nach belastenden Situationen einsetzen können,
- und die geistig-seelische Auseinandersetzung mit den Stressoren, die in vielen Fällen eine neue Bewertung und einen anderen Umgang damit ermöglicht.

Wenn wir dadurch insgesamt etwas lockerer werden, entspannen sich auch der Psoas und die übrigen Muskeln.

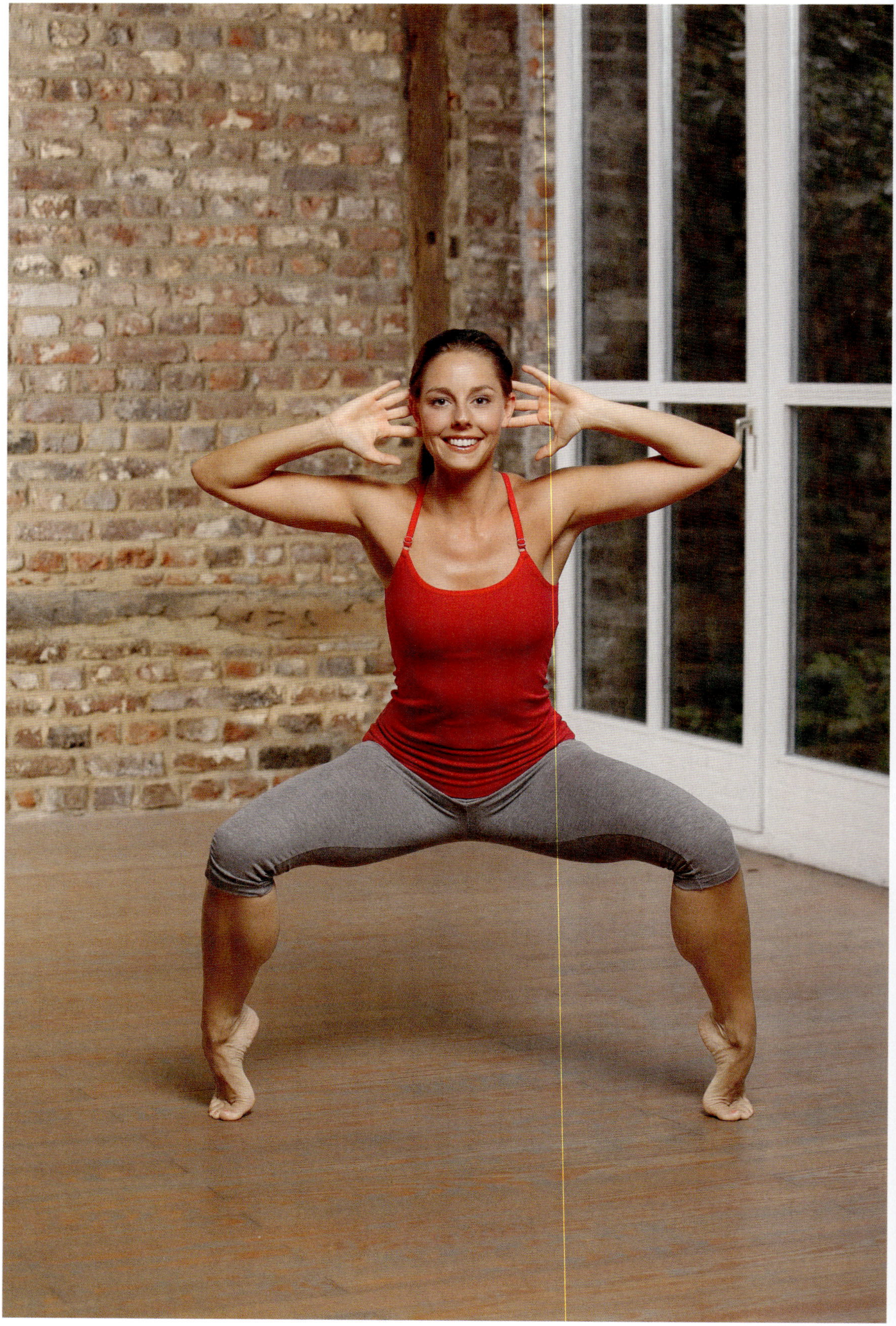

PRAXIS: DAS NEUE PSOAS-TRAINING

So trainieren Sie Ihren Psoas gezielt

Im ersten Teil des Buchs haben Sie den Psoas genau kennen- und hoffentlich schätzen gelernt. Sie wissen nun, dass er keinesfalls der Quälgeist ist, als der er oft dargestellt wird, sondern ein einzigartiger Muskel, der sein Bestes für Sie gibt – im Rahmen seiner Möglichkeiten. Genau an dieser Stelle ist es Zeit für die Praxis, denn Sie können die Arbeitsbedingungen für Ihren Lenden-Darmbein-Muskel wirkungsvoll verbessern, und zwar durch spezielles Training.

Der besondere Muskel Psoas kann nämlich nur dann gut für Sie arbeiten, wenn die notwendigen Informationen und Signale an ihn gut koordiniert werden. Wir beginnen daher bei den Grundlagen mit der sogenannten Sensomotorik, dem Zusammenspiel der inneren Sinneswahrnehmungen, ihrer Weiterleitung im Nervensystem und ihrer Umsetzung in die verlangten Bewegungen. Je schneller und besser dieses Teamwork klappt, umso schneller und genauer können Sie agieren und reagieren.

Da bei vielen Menschen der Psoas verspannt und funktionell verkürzt ist, oft auch seine Faszien und die seiner mitarbeitenden Muskeln an Hüfte, unterem Rücken, Bauch, Po und Oberschenkel spröde oder verklebt sind, widmen wir uns danach seiner Flexibilisierung durch Dehnungsübungen und mit Rollenmassagen.

Ihr Psoas muss jedoch nicht nur locker, sondern auch kräftig genug sein, um den Anforderungen Ihres Alltags gerecht zu werden. Deshalb folgt hier ein Kapitel mit Übungen, mit denen Sie die Kraft des Lenden-Darmbein-Muskels stärken.

Nach diesen allgemeinen Kapiteln folgt ein Kapitel über den Psoas und seine Rolle im Sport. Wir stellen Ihnen Pilates und Yoga vor, zwei Sportarten, bei denen der Psoas einen besonders hohen Stellenwert einnimmt und in den meisten Übungen mittrainiert wird. Außerdem nehmen wir mit einem speziellen Blick auf den Psoas die beliebtesten Sportarten der Deutschen unter die Lupe: Laufen, Radfahren, Fußballspielen und Schwimmen. Wie wirkt der Muskel bei diesen Disziplinen, was beansprucht ihn und wie können Sie ihn im Hinblick auf Ihren Lieblingssport fördern?

Trainieren Sie individuell

Bei all dem geht es letztlich immer darum, Ihren Psoas und seine Mitspieler im Team der Muskeln zu unterstützen und zu stärken, damit Sie schmerzfrei und aufrecht durchs Leben gehen können. Suchen Sie sich also die Übungen heraus, die für Sie passen. Für den Fall, dass Sie sich bei der angebotenen Vielzahl nicht entscheiden können, finden Sie am Ende des Buchs ab S. 123 einige Trainingsprogramme für den Psoas.

Das brauchen Sie

Damit Ihre Bewegungen nicht durch enge Kleidung eingeschränkt werden, empfehlen wir Ihnen für alle Übungen Bekleidung aus elastischem Material. Jogginghose und T-Shirt reichen vollkommen aus, falls Sie nicht spezielle atmungsaktive Sportbekleidung vorziehen. Sie können die Übungen barfuß oder in Antirutschsocken ausführen, wenn Sie keine Probleme mit den Füßen haben. Für Übungen im Liegen ist eine Yoga- oder Gymnastikmatte ratsam oder zumindest eine längs gefaltete Decke oder ein dicker Teppich, damit der Untergrund für Ihren Rücken nicht zu hart ist.

Den Psoas erleben und wahrnehmen

Haben Sie schon einmal einem Kleinkind dabei zugeschaut, wie es lernt, aufzustehen oder zu laufen? Es fällt immer wieder hin und muss viele, viele Versuche machen, bis das Stehen oder Laufen endlich einigermaßen klappt. Dabei trainiert es nicht nur Muskeln, Sehnen, Knochen und Bänder, mit diesen neuen, ungewohnten Belastungen fertigzuwerden. Es trainiert auch seinen Sinn für das Gleichgewicht und die Wahrnehmung des eigenen Körpers im Raum. Man könnte sagen, es trainiert seinen sechsten Sinn, denn neben unseren fünf Hauptsinnen, dem Sehen, Hören, Riechen, Schmecken und Tasten, gibt es das Gleichgewichtssystem, mit dem wir uns relativ zur Umgebung wahrnehmen und das uns die Orientierung im Raum ermöglicht, sowie das sogenannte sensomotorische System, das uns über das Innenleben unseres Körpers informiert. Es besteht aus Millionen von spezialisierten Sensorzellen, wissenschaftlich Rezeptoren genannt, die Reize aufnehmen und in Nervenimpulse umwandeln. Das Nervensystem leitet diese ans Rückenmark und ans Gehirn weiter.

Der Weg vom Reiz zur Bewegung

Wir verfügen über spezialisierte Sinneszellen, in einigen Fällen auch nur Zellteile, die uns diverse Reize mitteilen:

- **Exterozeptoren** messen Einwirkungen von außen wie Temperaturen und mechanischen Druck.
- **Interozeptoren** sorgen etwa für das Hungergefühl und schlagen bei Sauerstoffmangel im Blut Alarm.
- **Propriozeptoren** informieren uns über die Haltung und Bewegungen des Körpers.

Für unseren »sechsten Sinn«, die mechanische Körperwahrnehmung, sind die Propriozeptoren verantwortlich. Sie sitzen überall im Körper in den Muskeln, Faszien, Sehnen und Gelenkkapseln und nehmen jede kleinste Veränderung wahr, egal ob Sie den Kopf drehen, mit den Zehen wackeln oder vor Freude wild herumhüpfen. Diese Wahrnehmung wird Tiefensensibilität oder auch Eigenwahrnehmung (Propriozeption) genannt.

Die Propriozeptoren, die sich in sehr viele spezialisierte Typen einteilen lassen, übersetzen die Reize, die sie wahrnehmen, in eine andere Sprache: Wenn Sie hüpfen, ändert sich die Spannung des Gewebes von Muskeln, Faszien, Sehnen und Gelenkkapseln. Diese physikalischen Reize werden in neurale Zeichen umgewandelt, also in elektrische Nervensignale. Beim Hüpfen durchflutet Ihren Organismus eine Unmenge von Zeichen, die blitzschnell umgewandelt und weitergeleitet werden. Wenn Sie, statt zu hüpfen, zum Beispiel nur den Kopf ein wenig drehen, ist die Menge der Reize deutlich kleiner und die Rate der Nervenimpulse ebenfalls.

Die Nerven leiten die Impulse aus der Peripherie ans Rückenmark weiter. Dieses besteht aus vielen Millionen Nervenfasern, die jeweils nur wenige Tausendstel Millimeter dick sind. Je nach der Art des Impulses löst bereits das Rückenmark direkt eine Reaktion aus, nämlich einen Reflex, oder es leitet den Impuls ans Gehirn weiter.

Nach dem aktuellen Stand der Medizin – auf diesem Gebiet wird zurzeit intensiv geforscht – sind dort das Kleinhirn (Zerebellum) und die Basalganglien für unsere Bewegungen zuständig. Sie werten die ankommenden Signale aus, indem sie sie mit angeborenen und erlernten Mustern vergleichen. Dann senden sie neurale Signale an die Muskeln zurück und koordinieren, steuern und dosieren so Ihr Hüpfen oder Kopfdrehen. Je öfter Sie eine Bewegung ausführen, umso besser und schneller beherrschen Sie diese, weil Sie den Strom der Informationen leichter verarbeiten können und Ihre Bewegungen daher koordinierter ablaufen.

Das kann nur gelingen, wenn Ihre Muskeln angemessen agieren und reagieren können, in unserem Fall speziell der Psoas. Wenn Sie nun den ganzen Tag still sitzen, werden die zu- und abführenden Informations- und Versorgungssysteme für den Psoas regelrecht abgeklemmt und fast nichts mehr geht rein und raus! Das gilt für Nährstoffe und Sauerstoff genauso wie für die neuralen Signale. Der Psoas ist dann mehr oder weniger abgeschnitten vom Informationssystem und verliert damit an Kommunikations- und Wahrnehmungsfähigkeit. Dann muss man den im Alltag gequälten Muskel durch sensomotorische Übungen wieder aufbauen und an seiner besseren Versorgung arbeiten!

Durch neue Bewegungen sensibler für den Körper

Wenn Sie mit unseren Übungen Ihren Psoas trainieren, werden Sie sicher einige neue Bewegungen kennenlernen. Vielleicht ergeht es Ihnen mit manchen, etwa mit der Übung »Baum« (s. S. 48), wie einem Kleinkind, das das Stehen lernt. Bei regelmäßigem Training werden Sie solche motorischen Abläufe so gut erlernen, dass sie sogar ins Bewegungsrepertoire Ihres Alltags eingehen. Ihr Gehirn hat dann eine neue Vergleichsgrundlage für die ankommenden Reize und kann demzufolge exaktere Signale zurücksenden.

Konkret heißt das: Sie werden sich aufrechter durch die Welt bewegen, weil Sie es bemerken, wenn Ihre Schultern nach vorne fallen, oder weil Sie sich mit jedem Schritt in der Hüfte mehr strecken, um Ihrem Psoas mehr Länge zu geben. Sie werden es auch spüren, wenn Ihre Muskeln sich bei langem Sitzen im Auto verspannen – und dann hoffentlich eine aktive Pause einlegen.

Allein die praktische Beschäftigung mit neuen Übungen schult immer schon das Körperbewusstsein und die Körperwahrnehmung, egal wie gut Ihnen die Ausführung gelingt. Sind Sie unsicher, führen Sie die Übung vor dem Spiegel aus. So haben Sie eine gewisse Kontrolle. Oder Sie wenden sich an einen kompetenten Trainer. Gerade neue Bewegungsabläufe führen Sie am besten langsam aus, um sie besser wahrzunehmen.

Versuchen Sie, Unterschiede zu bemerken und zu fühlen. Je genauer Sie Ihren Körper spüren, desto schneller können Sie reagieren, wenn irgendetwas nicht stimmt. Deswegen bedeutet eine gute Körperwahrnehmung zugleich Krankheitsvorsorge.

Vergleichen Sie Ihr Gefühl vor, während und nach der Übung

Wenn Sie die auf den nächsten Seiten beschriebenen drei Übungen ausprobieren, achten Sie jeweils genau darauf, wie Sie sich fühlen.

- Spüren Sie vor und nach der Übung in sich hinein: Fühlen Sie sich größer, lockerer, entspannter?
- Spüren Sie während der Übung, wie sich das Dehnungsgefühl beim Halten ändert? Lässt das Ziehen nach?
- Vergleichen Sie vor dem Seitenwechsel das Gefühl in beiden Beinen und Hüften.

Achten Sie auch darauf, wie sich Ihre Beweglichkeit allmählich verändert, wenn Sie die Übungen über einen gewissen Zeitraum hinweg mehrmals ausführen. Sie können sich ganz bestimmt über Fortschritte hinsichtlich Ihrer Dehn- und Belastbarkeit freuen.

Langer Ausfallschritt

Bei dieser einfachen Übung werden Sie Ihren Psoas sicher spüren, ganz besonders bei der schwierigeren Variante. Mit dem Ausfallschritt trainieren Sie seine Geschmeidigkeit.

- Machen Sie einen sehr großen Schritt nach vorne. Nur das Bein arbeitet, das Becken zeigt während der ganzen Übung nach vorne.
- Schieben Sie dann Ihr vorderes Knie bis zur Ferse nach vorne. Das hintere Bein ist nun gestreckt. Sie sollten dort jetzt in der Hüfte ein Ziehen spüren. Falls nicht, gehen Sie etwas tiefer in den Schritt. Bleiben Sie 20 bis 30 Sekunden lang in dieser Position.
- Wiederholen Sie die Übung auf der anderen Seite.

Wichtig: Schieben Sie das Knie nicht bis über die Zehen, sonst überlasten Sie es.

Variante

- Drehen Sie im Ausfallschritt den Oberkörper mit ausgestreckten Armen zur Seite des vorderen Beins. So wird auch der obere Teil des Psoas belastet.

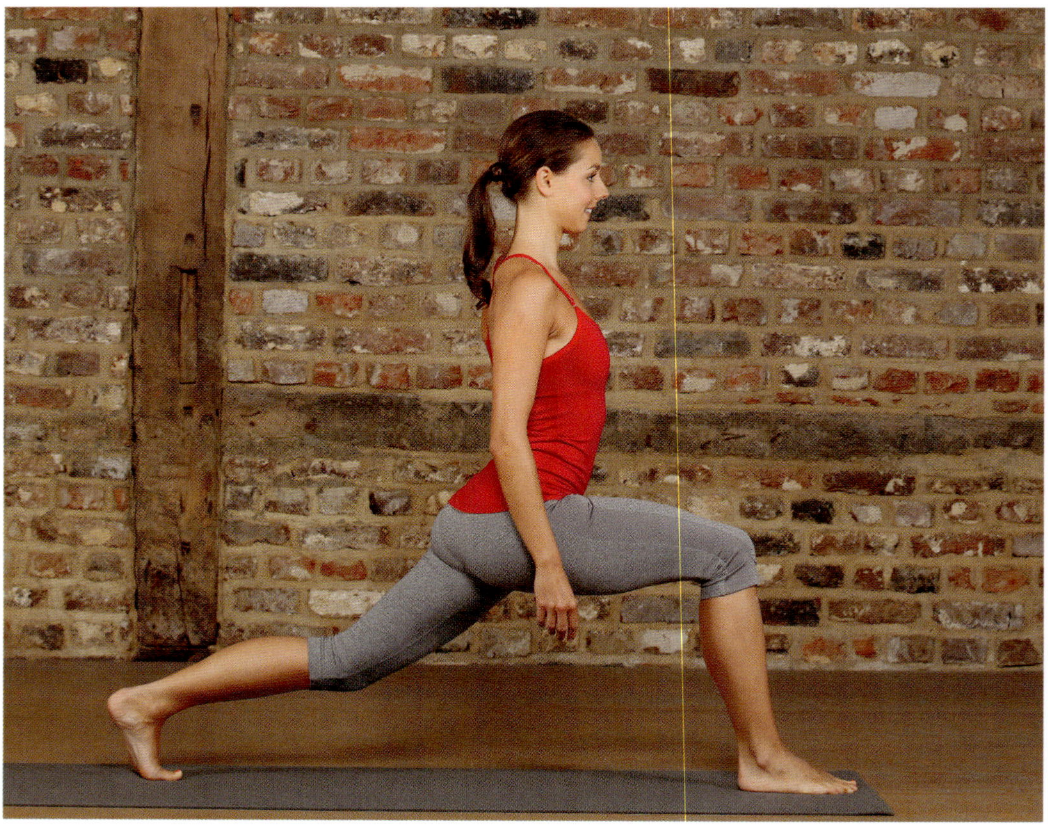

Tauben-Psoas-Stretch

Diese Übung stammt aus dem Yoga und hat viele Variationen. Speziell diese Taubenstellung fordert den Psoas so, dass er in der Dehnung gut zu spüren ist.

- Gehen Sie in den Vierfüßlerstand: Stützen Sie sich bei geradem Rücken gleichmäßig auf Ihre Knie und Hände, die Knie senkrecht unterhalb des Beckens, die Hände senkrecht unterhalb der Schultern. ▶ 1
- Führen Sie das rechte Knie nach vorne und legen Sie es so neben das rechte Handgelenk, dass der Unterschenkel schräg nach links weist. ▶ 2
- Nun lassen Sie das linke Bein gerade nach hinten gleiten, sodass Fußrücken und Schienbein auf dem Boden liegen.
- Strecken Sie nun Oberkörper und Arme ein Stück nach oben, bis Sie sich nur noch mit den Fingern abstützen. Spüren Sie die »Öffnung« Ihrer Hüften. Atmen Sie ein. ▶ 3
- Mit dem Ausatmen wandern Sie mit den Fingern nach vorne bis in den Unterarmstütz und nehmen den Oberkörper mit. ▶ 4
- Halten Sie diese Position 20 bis 30 Sekunden lang. Spüren Sie dabei die Dehnung im Psoas und im angewinkelten Oberschenkel.
- Wiederholen Sie die Übung auf der anderen Seite. Achten Sie darauf, auf welcher Seite sie Ihnen leichter fällt.

Wichtig: Das Becken zeigt die ganze Zeit nach vorne und weicht nicht seitlich aus. Einsteiger können ein gefaltetes Handtuch unter das ausgestreckte Knie legen oder ein dickes Buch unter die Hüfte des angewinkelten Beins.

1
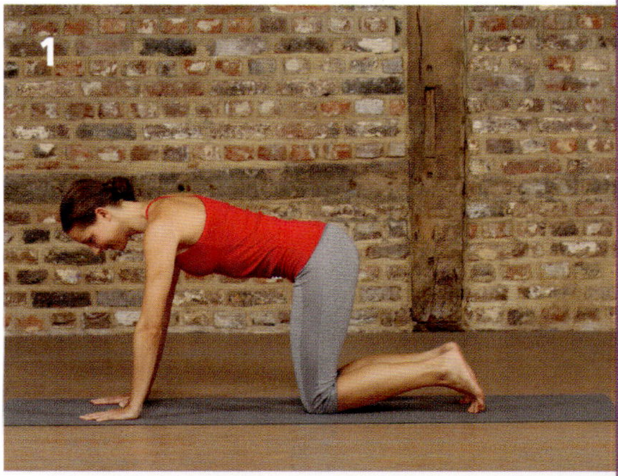

2
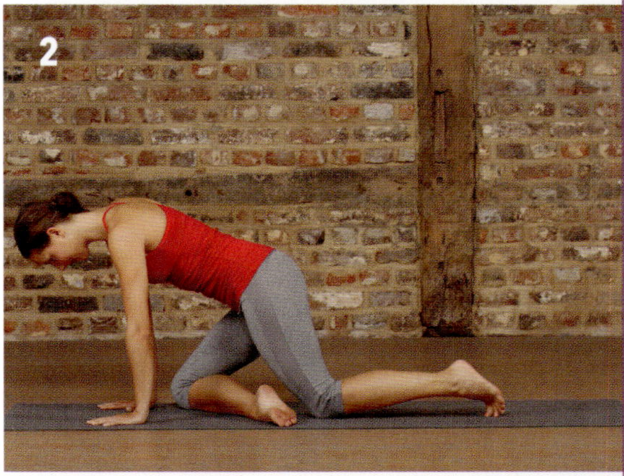

3
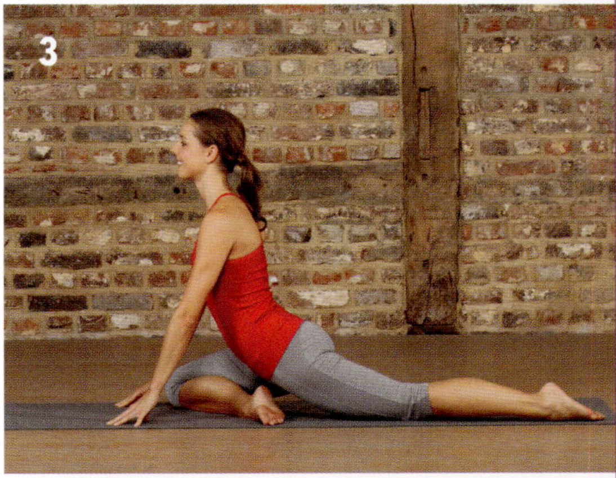

4
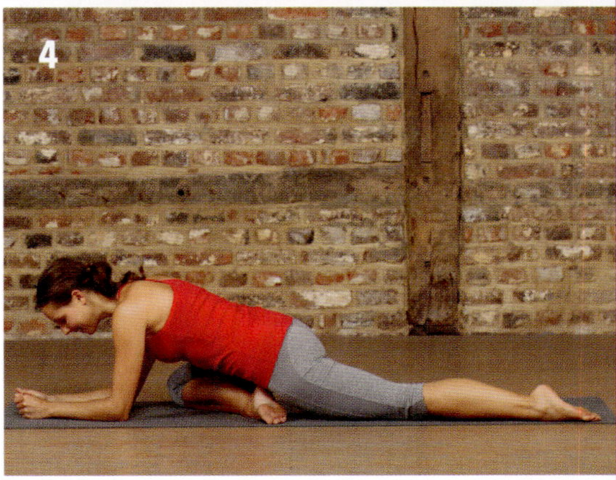

Baum - Vrksasana

Bei dieser Übung sorgt der Psoas – zusammen mit den anderen Hüftbeugern sowie Bauch- und Rückenmuskeln – für Stabilität. Die Übung stellt seine Entspanntheit und Lockerheit auf die Probe, denn mit einem verspannten Psoas können Sie das angewinkelte Bein nicht weit genug nach außen führen.

- Stellen Sie sich mit gestreckten Beinen und hängenden Armen gerade hin. Die Füße stehen nebeneinander.
- Heben Sie ein Bein zur Seite an und setzen Sie dessen Fußsohle flach innen auf den Oberschenkel des anderen Beins, sodass der Unterschenkel in die Waagerechte kommt. Eventuell ziehen Sie den Knöchel mit der Hand ein wenig hoch.
- Legen Sie die Handflächen vor der Brust zusammen, ohne die Schultern nach vorne zu bewegen! ▸ 1
- Atmen Sie mehrmals ein und aus und spüren Sie, wie Ihr ganzer Körper gespannt ist.
- Wenn Sie sich sicher im Gleichgewicht fühlen, schieben Sie langsam Ihre Arme mit gelösten, gestreckten Händen nach oben. Atmen Sie in dieser Position 8-mal ein und aus (30 bis 45 Sekunden). ▸ 2
- Wiederholen Sie die Übung auf der anderen Seite.

Wichtig: Sie können das Gleichgewicht besser halten, wenn Sie geradeaus schauen und einen festen Punkt fixieren. Falls Sie große Probleme mit der Balance haben, stellen Sie sich an eine Wand, stützen Sie sich daran mit einer Hand ab und üben Sie zunächst nur die Beinhaltung.

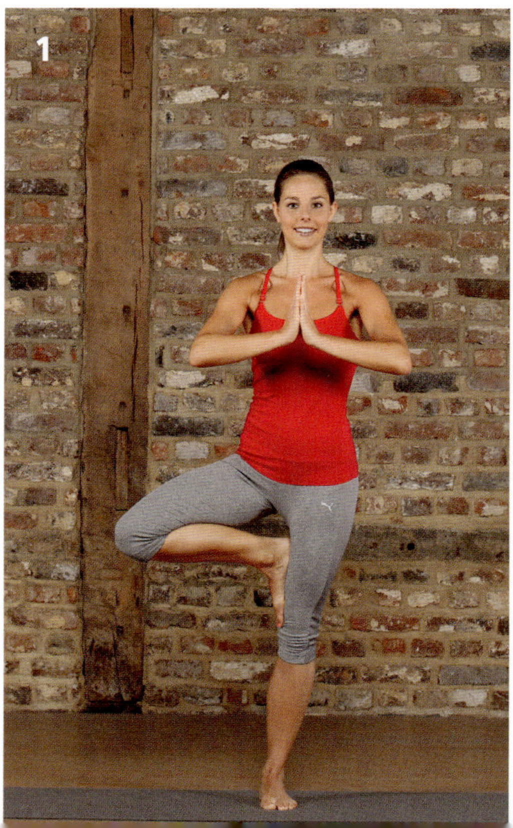

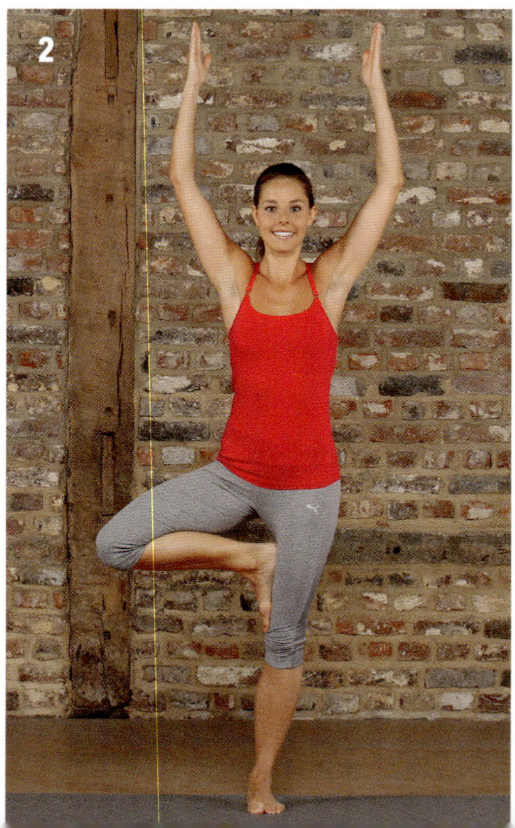

Mehr Beweglichkeit und geschmeidige Faszien für den Psoas

Für fast alle Sportler gehört das Dehnen, oft fälschlicherweise Stretching genannt, zu jeder Trainingseinheit – davor oder danach. Vorher wärmt es die Muskeln auf und regt den Stoffwechsel an. Davor kann es, beispielsweise beim Laufen, auch ausfallen, wenn Sie in den ersten fünf bis zehn Minuten schön langsam mit Ihrem Training beginnen und den Organismus dadurch aufwärmen. Nach dem Training verbessert und beschleunigt das Dehnen die Regeneration, weil so die Abfallprodukte des Stoffwechsels schneller aus den Muskeln und dem Körper abtransportiert werden. Das ist längst einwandfrei wissenschaftlich nachgewiesen. Verzichten Sie also nach sportlichen Belastungen bitte nicht darauf! Auch wenn Sie im Privat- und Berufsleben körperlich sehr aktiv sind, unterstützen ein paar Dehnübungen Ihren Körper bei seinen Reparaturaufgaben und der Erholung. Nur nach intensiven Krafteinheiten sollten Sie komplett auf das Dehnen verzichten.

Wann vor dem Sport dehnen?

Bei allen Sportarten, die große Flexibilität erfordern, wie Turnen, Jazzdance oder Ballett, müssen Sie sich vorher unbedingt dehnen, denn sonst drohen Verletzungen. Bei Sportarten, die Schnellkraft erfordern, etwa Sprinten, intensives Tennis- oder Fußballspielen oder Krafttraining mit schweren Gewichten, wirkt vorheriges Dehnen hingegen kontraproduktiv. Da es die Spannung der Muskeln verringert, arbeiten sie langsamer.

Auch wenn Sie körperlich wenig oder gar nicht aktiv sind, sondern es lieber gemütlich angehen lassen und die meiste Zeit im Sitzen verbringen, werden Sie von regelmäßigen Dehnübungen sehr profitieren – erst recht, wenn Sie Probleme mit Rücken, Hüfte oder Psoas haben. Dehnen ist das Mittel der Wahl gegen verspannte und funktionell verkürzte Muskeln. Davon profitiert nicht nur der Psoas, sondern auch die Hüftbeuge- sowie die Ober- und Unterschenkelmuskulatur.

Dehnen ist nicht gleich dehnen

Man unterscheidet zwei Dehnmethoden, das statische und das dynamische beziehungsweise das passive und das aktive Dehnen.

- **Beim statischen oder passiven Dehnen** nehmen Sie zwar eine bestimmte Körperhaltung ein, aber das Dehnen eines Muskels geschieht nicht durch dessen Arbeit selbst, sondern mithilfe der Schwerkraft, eines Partners, einer Maschine oder eines anderen Muskels. Der Bewegungsspielraum des Muskels wird dabei vollständig ausgenutzt und durch regelmäßiges Training mit der Zeit vergrößert.
- **Beim dynamischen oder aktiven Dehnen** arbeitet der gedehnte Muskel mit seinem Gegenspieler zusammen, also ohne Hilfe von außen. Deswegen ist der größtmögliche Bewegungsradius beim dynamischen Dehnen immer kleiner als beim passiven. Aber regelmäßiges Üben erweitert ihn.

Beide Methoden haben ihre Vor- und Nachteile. Das statische Dehnen entspannt die Muskeln besser, das dynamische regt den Stoffwechsel und die Durchblutung an und fördert die Koordination der Muskeln. Deswegen ist es sinnvoll, beide Techniken zu kombinieren. Sie fangen am besten mit dem dynamischen Dehnen an, um Ihre Muskulatur für die statischen Übungen aufzuwärmen.

Dehnungstechniken

Auch die Technik bei den beiden Methoden unterscheidet sich. Wie der Name schon vermuten lässt, ist beim dynamischen Dehnen mehr Bewegung im Spiel. Sie gehen sanft, kontrolliert und nicht zu lange – nur 10 bis 15 Sekunden – in die Dehnung, lassen dann ein wenig nach und dehnen dann noch einmal. Durch leichtes Wippen oder einen Schwung mit dem Bein verstärken Sie die Dehnung jedes Mal ein wenig.

Beim statischen Dehnen dagegen nehmen Sie die Dehnhaltung einmal ein und behalten Sie dann für eine Weile bei. Empfehlenswert sind bei funktionell verkürzten Muskeln 30 Sekunden oder bis zu 60, je nachdem, wie lange Sie es aushalten.

Aktive Dehnübungen für den Psoas

Mit aktiver Dehnung regen Sie gleichzeitig Ihre Durchblutung, den Kreislauf und den Stoffwechsel an. Wenn Sie morgens nach dem Aufstehen ein paar dieser dynamischen Übungen machen, starten Sie frisch in den Tag und fördern Ihre Sensomotorik.

Beinschwingen

Bei dieser Übung bewegen Sie alle Muskeln an Hüfte, Gesäß und Oberschenkel und fördern deren Durchblutung und Lockerung. Dass das klappt, merken Sie daran, dass Ihnen in diesen Körperpartien warm wird.

- Stellen Sie sich gerade hin und halten Sie sich, falls Sie sonst Probleme mit der Balance bekommen, an einem Geländer, einer Stuhllehne oder einer Tischkante leicht fest.
- Atmen Sie ein und ziehen Sie den Bauch etwas ein, damit sich Ihre Bauchmuskulatur anspannt. Strecken Sie ein Bein und lassen Sie es 15-mal vor- und zurückschwingen. Ohne dass Oberkörper oder Hüften sich mitdrehen.
- Wechseln Sie die Seite und schwingen Sie 15-mal das andere Bein.

Wichtig: Ihr Oberkörper und die Hüften sollten gerade nach vorne gerichtet bleiben, während das Bein im Hüftgelenk pendelt.

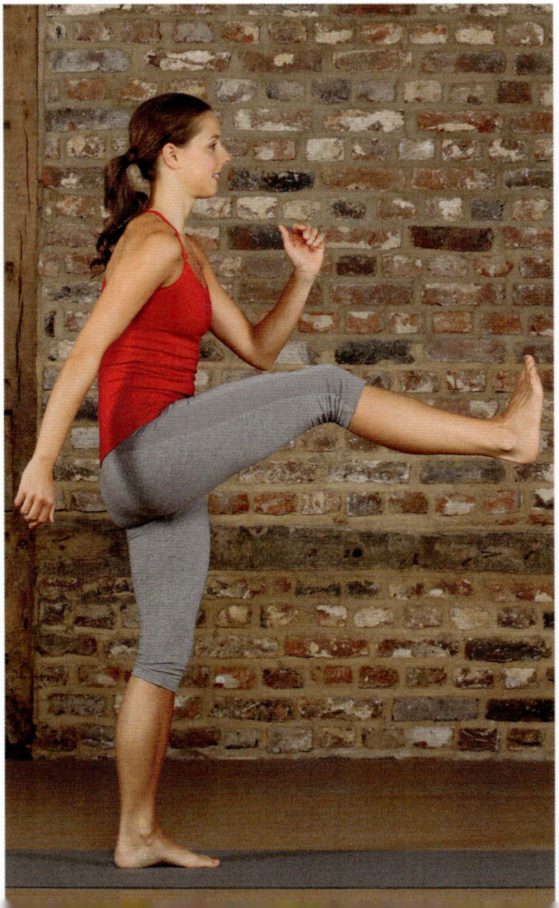

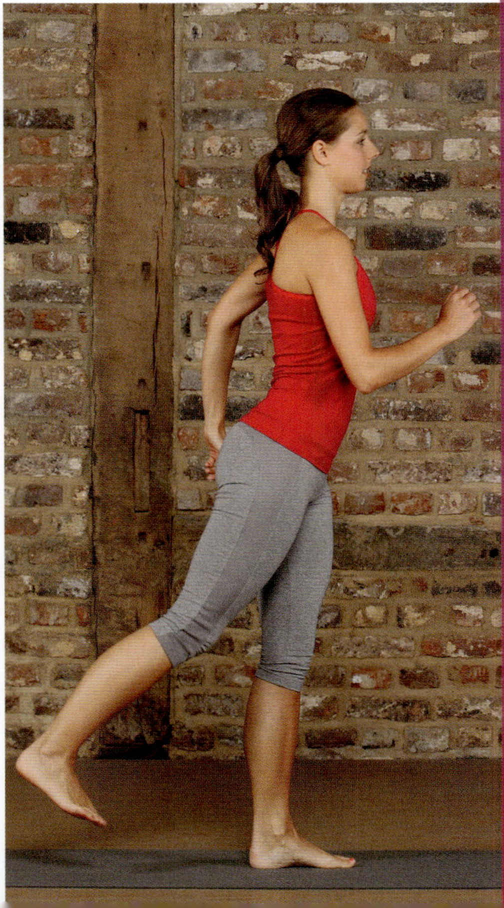

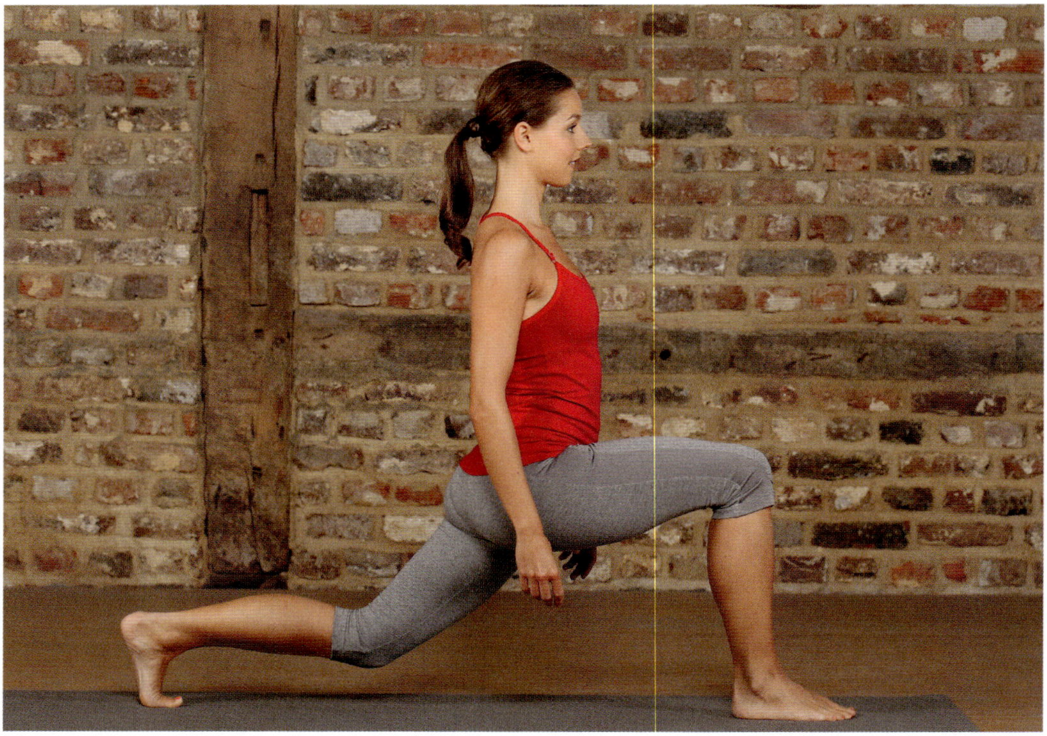

Ausfallschritt

Diese Übung lockert die Muskulatur in Hüfte und Oberschenkel der gedehnten Seite und regt die Durchblutung an. Sie sollte sich insgesamt angenehm anfühlen.

- Machen Sie aus dem aufrechten Stand einen großen Schritt nach vorne und winkeln Sie langsam das hintere Bein ab. Halten Sie, wenn dessen Unterschenkel etwa in der Waagerechten liegt, mit dem Knie ein Stück über dem Boden einen Moment lang inne. Es darf jetzt vom Oberschenkel zur Leiste hin etwas ziehen, denn genau diese Partie dehnen Sie.
- Kehren Sie in die Ausgangsposition zurück.
- Führen Sie den Ausfallschritt insgesamt 10-mal auf dieser Seite aus.
- Wechseln Sie die Seite und üben Sie 10-mal mit dem anderen Bein.

Wichtig: Der Oberkörper und die Hüfte bleiben gerade.

Variante: Gehen im Ausfallschritt

Machen Sie abwechselnd rechts und links große Schritte nach vorne, sodass Sie sich vorwärtsbewegen. Auch wenn Sie sich nun dynamischer bewegen, sollen Oberkörper und Hüfte gerade nach vorne gerichtet bleiben. Legen Sie den Schwerpunkt der Übung immer auf das hintere Bein.

Knie heranziehen im Vierfüßlerstand

Wie mit der Übung »Knie heranziehen im Liegen« (S. 59) trainieren und dehnen Sie hier direkt den Psoas, jedoch noch energischer. Dadurch vergrößern Sie mit der Zeit seinen Bewegungsspielraum.

- Gehen Sie in den Vierfüßlerstand: Stützen Sie sich bei geradem Rücken gleichmäßig auf Ihre Knie und Hände, die Knie senkrecht unterhalb des Beckens, die Hände senkrecht unterhalb der Schultern. ▸ 1
- Heben Sie ein Knie vom Boden ab, ziehen Sie es aktiv in Richtung gleichseitiger Ellbogen an die Brust und runden Sie zugleich den Rücken, bis Sie in der Hüfte und im Rücken deutlich die Dehnung spüren. ▸ 2
- Halten Sie diese Position 10 Sekunden lang und gehen Sie dann zurück in den Vierfüßlerstand. Machen Sie die Dehnung auf dieser Seite insgesamt 10-mal.
- Wechseln Sie die Seite und üben Sie weitere 10-mal.

Wichtig: Ihr Becken muss gerade bleiben und darf nicht zur Seite ausweichen.

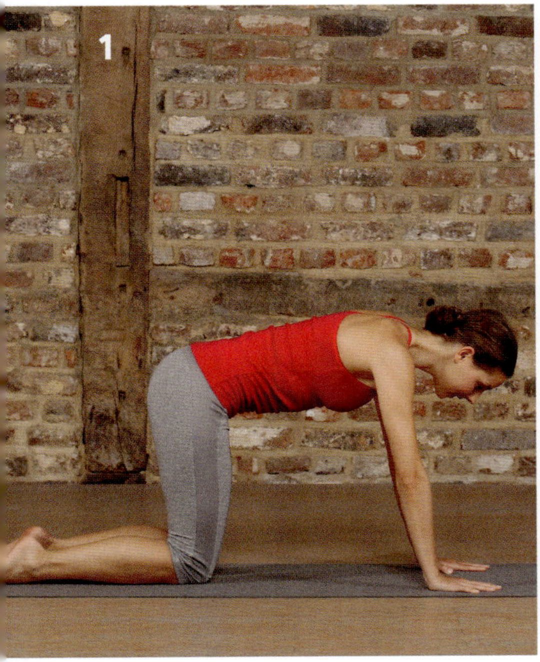

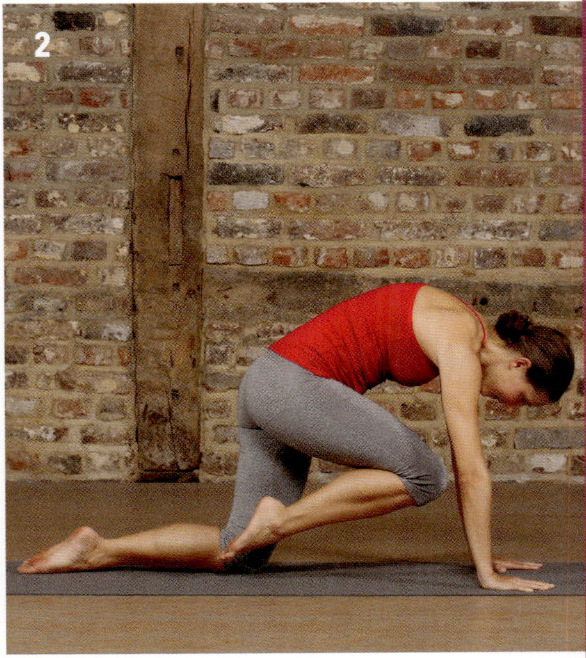

Dehnung im Gehen

Mit jedem Schritt dehnen Sie Ihren Psoas ganz direkt.

- Starten Sie aus dem aufrechten Stand und setzen Sie einen Fuß nach vorne. Den hinteren Fuß lassen Sie so lange am Boden, bis sich Ihr hinteres Bein streckt und zuletzt nur noch dessen Fußspitze den Boden berührt. ▶ 1
- Bleiben Sie 3 Sekunden lang in dieser Position und schieben Sie dann Ihre Hüfte bewusst nach vorne, sodass Sie eine Dehnung in der Leiste und im Oberschenkel des hinteren Beins spüren. Es kann helfen, dabei das hintere Bein zu beugen.
- Heben Sie dann das Bein ab, setzen Sie es nach vorne und strecken Sie nun auf die gleiche Weise das andere Bein. ▶ 2
- Machen Sie auf diese Weise mit beiden Beinen im Wechsel je 10 Schritte.

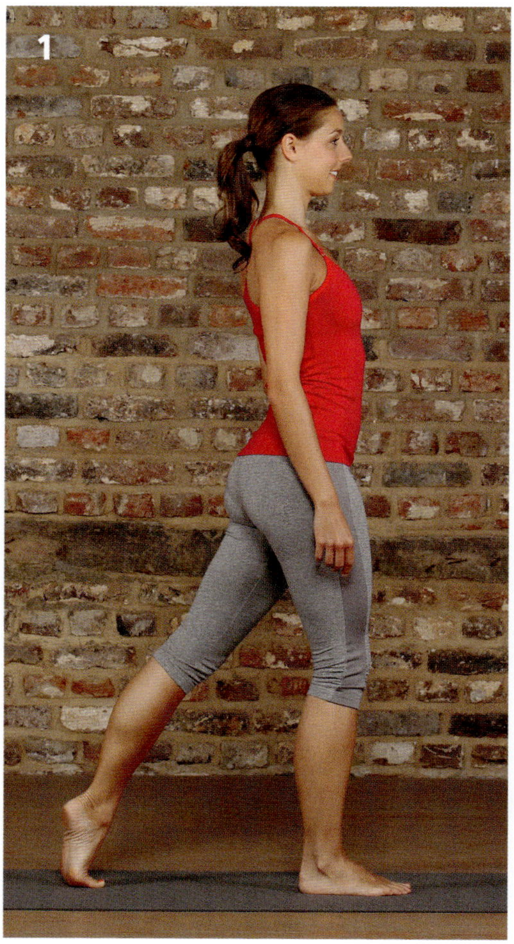

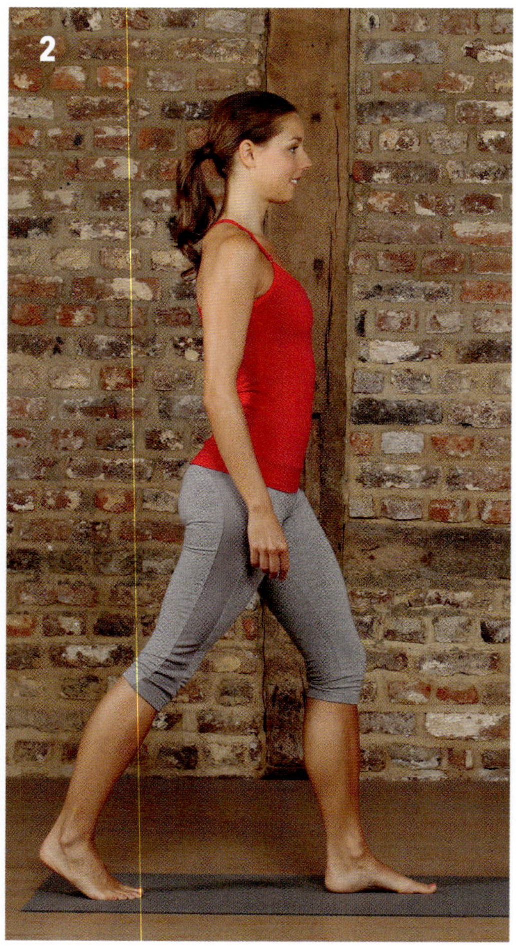

Dehnung des inneren Oberschenkels

Diese Übung dehnt auch den inneren Anteil des Psoas.

- Setzen Sie sich mit geradem Rücken auf den Boden. Atmen Sie ein und ziehen Sie mit dem Ausatmen Ihre Bauchmuskeln an.
- Legen Sie nun Ihre Fußsohlen aneinander, sodass Ihre Knie nach außen weisen.
- Umfassen Sie ihre Fußgelenke, sodass Ihre Unterarme innen auf Ihren Oberschenkeln liegen. Beugen Sie bei geradem Rücken den Oberkörper ein wenig nach vorne, sodass Sie mit den Armen Ihre Beine Richtung Boden drücken und an den inneren Oberschenkeln den Dehnungsreiz spüren können.
- Halten Sie diese Position 10 Sekunden lang und richten Sie sich dann zur Ausgangsposition auf.
- Machen Sie die Übung insgesamt 10-mal.

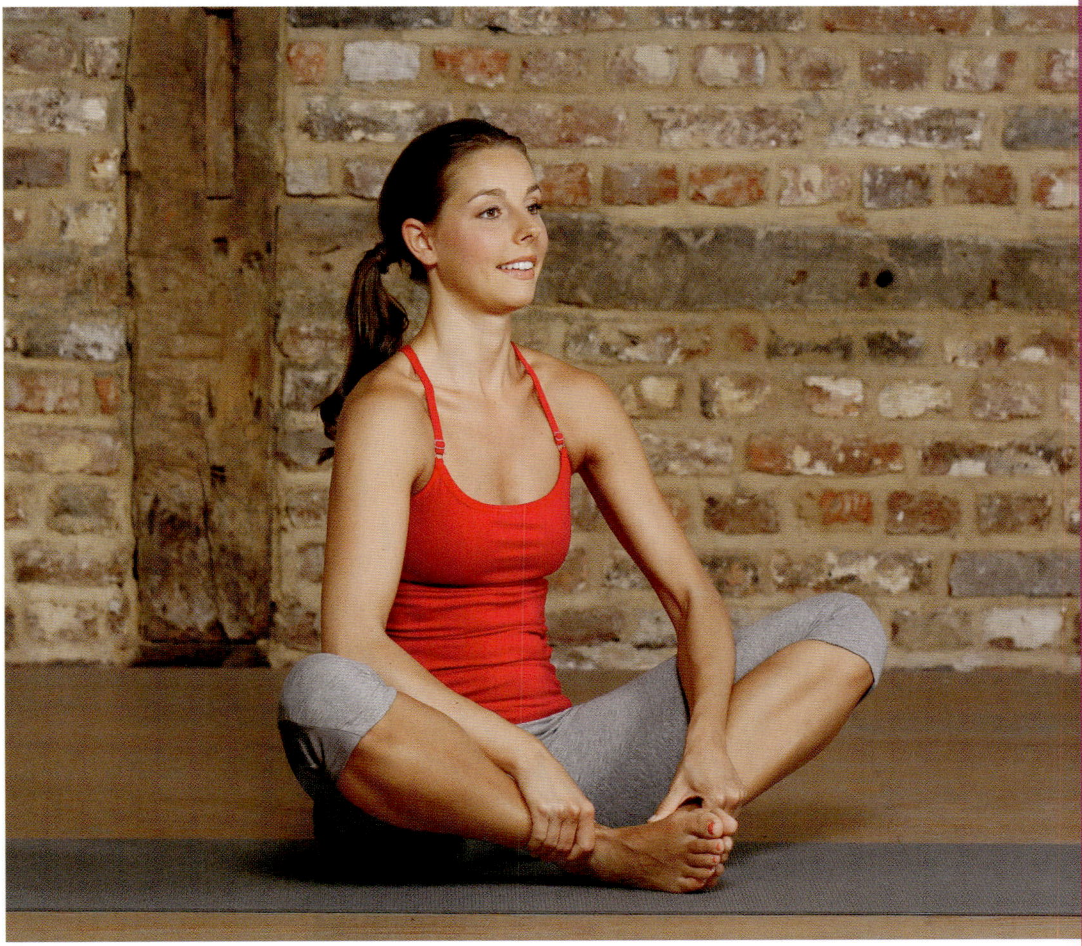

Statische Dehnübungen für den Psoas

Bevor Sie eine der folgenden Übungen ausführen, sollten Sie Ihre Muskeln bereits aufgewärmt haben. Das können Sie gut mit den dynamischen Dehnübungen auf den vorangehenden Seiten erreichen. Sie können aber auch auf der Stelle laufen oder hopsen, schwungvoll die Wohnung staubsaugen oder einen zügigen Spaziergang mit dem Hund vorschalten. Da die Übungen die angesprochenen Muskeln optimal entspannen, eignen sie sich gut für den Feierabend nach einem langen Tag am Schreibtisch.

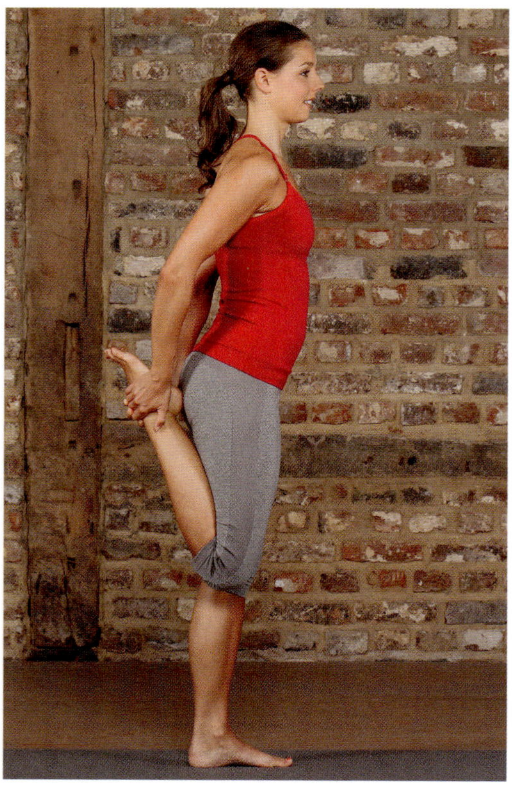

Dehnung des vorderen Oberschenkels

Auf der Vorderseite des Oberschenkels liegt der *Musculus quadriceps femoris,* auf Deutsch wörtlich »vierköpfiger Oberschenkelstrecker«. Wie der Name schon besagt, besteht er aus vier Anteilen. Dazu gehört der *Musculus rectus femoris* (s. S. 15), der wie der *Musculus iliacus* (Darmbeinmuskel) am Darmbein entspringt, also in unmittelbarer Nähe des Psoas. Alle zusammen beugen bei jedem Schritt Ihre Hüfte. Bei zu langem Sitzen, aber auch beim Joggen ohne ausgleichende Dehnung, wird der Quadrizeps nicht in seiner ganzen Länge beansprucht und verkürzt sich funktionell (s. S. 24). Dies beeinträchtigt auch den Psoas.

- Stellen Sie sich gerade hin, winkeln Sie Ihr rechtes Bein nach hinten an und greifen Sie mit der rechten Hand den Fußrücken. Falls Sie dabei Probleme mit dem Gleichgewicht haben, halten Sie sich mit der freien Hand an einem Geländer oder einer Stuhllehne fest oder stützen Sie sich an einer Wand ab.
- Ziehen Sie den Fuß so stark an Ihr Gesäß, dass Sie eine deutliche Dehnung im vorderen Oberschenkel spüren. Dabei sollten Sie die Knie dicht nebeneinanderhalten und die Hüfte nach vorne strecken, um die Dehnung zu erreichen.
- Halten Sie die Dehnung mindestens 30 Sekunden lang.
- Danach wechseln Sie das Bein.

Dehnung der Oberschenkelrückseite

Im Sitzen wird die Rückseite Ihrer Oberschenkel kaum jemals gedehnt, besonders wenn Sie gerne Ihre Füße weit unter den Stuhl schieben. Aber diese Muskeln sind wichtig, weil sie das Becken bei der Streckung unterstützen – und damit den Psoas.

- Stellen Sie sich gerade hin, winkeln Sie einen Fuß an und setzen Sie die Ferse mit gestrecktem Bein ein Stück vor Ihrem Körper auf. Das andere Bein beugt sich dabei von selbst etwas.
- Stützen Sie Ihre Hände auf den Oberschenkel des vorgestreckten Beins und lehnen Sie Ihren Oberkörper ein wenig nach vorne. ▸ 1
- Spüren Sie die Dehnung in Ihrem gestreckten Bein und halten Sie sie 30 Sekunden lang.
- Verstärken Sie die Dehnung, indem Sie mit der Hand der gleichen Seite Ihren angewinkelten Fuß berühren. Damit Ihr Becken dabei nicht nach vorne kippt, legen Sie die andere Hand an die Hüfte. ▸ 2

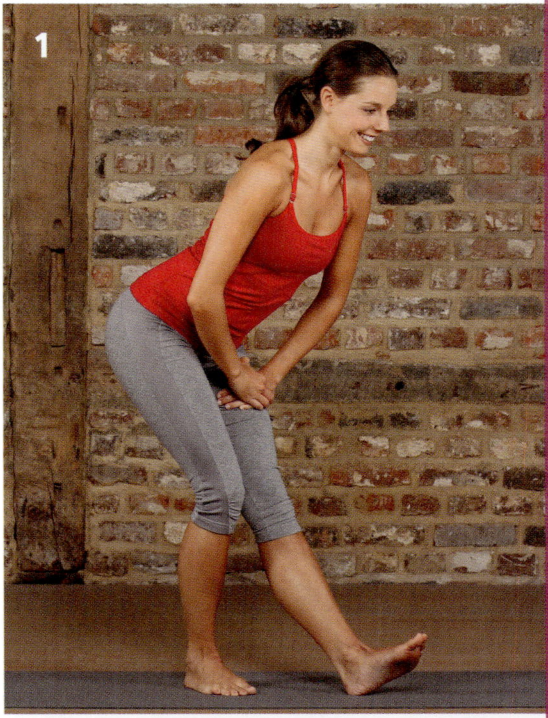
1

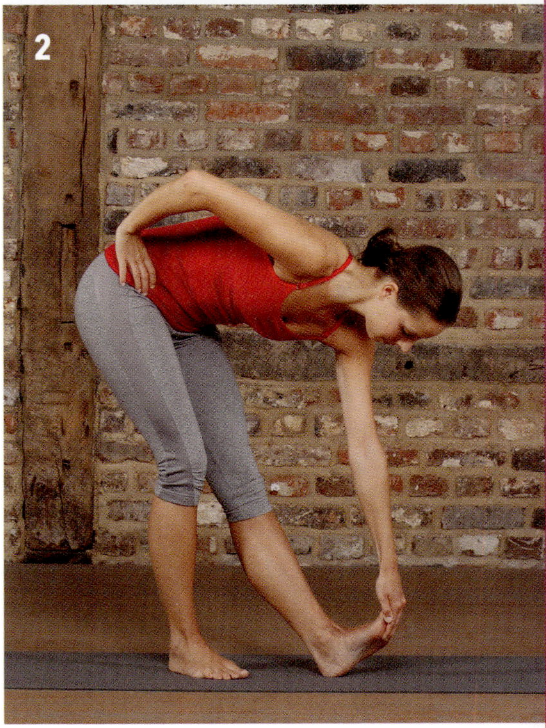
2

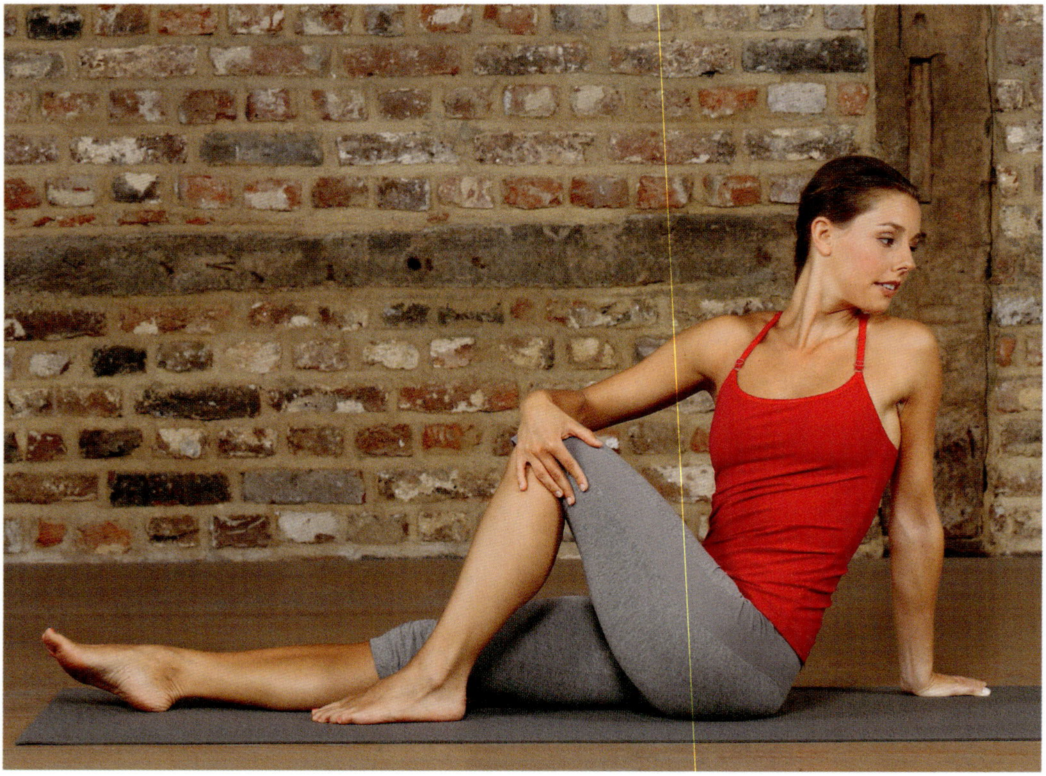

Dehnung des äußeren Oberschenkels

Der große Gesäßmuskel *(Musculus glutaeus maximus)*, ist unser größter Muskel überhaupt und entspringt wie der Psoas am Darmbein. Ihn durch regelmäßiges Dehnen zu pflegen, kommt nicht nur dem Psoas, sondern auch allen Beinbewegungen sowie der Streckung der Hüfte und des Oberkörpers zugute.

- Setzen Sie sich aufrecht auf den Boden, die Beine gestreckt.
- Stellen Sie das linke Bein auf und legen Sie Ihre rechte Hand um das linke Knie.
- Drehen Sie nun den aufrechten Oberkörper, so weit es geht, nach links und blicken Sie nach hinten über Ihre Schulter. Dabei wandert die linke Hand etwas mehr hinter den Körper und stützt ihn ab. Die rechte Hand zieht nach hinten, sodass der Unterarm das linke Bein festhält und etwas nach rechts zieht. Wenn Sie ein deutliches Ziehen in der linken Pobacke und außen am linken Oberschenkel spüren, ist es richtig.
- Halten Sie die Position 30 Sekunden lang.
- Wechseln Sie die Seite und wiederholen Sie die Übung.

Knie heranziehen im Liegen

Der Psoas ist der einzige Muskel, der Ihre Beine über 90 Grad nach oben anwinkeln kann. Deswegen trainieren Sie ihn mit dieser Übung direkt.

- Legen Sie sich mit gestreckten Beinen auf den Rücken.
- Ziehen Sie ein Knie mit beiden Händen möglichst dicht an Ihren Oberkörper heran, sodass es hinten am Oberschenkel ein wenig zieht. Das andere Bein bleibt gestreckt am Boden und Sie spüren die Dehnung als Ziehen in der Leiste.
- Halten Sie die Position 30 bis 60 Sekunden lang.
- Wechseln Sie die Seite und wiederholen Sie die Übung.

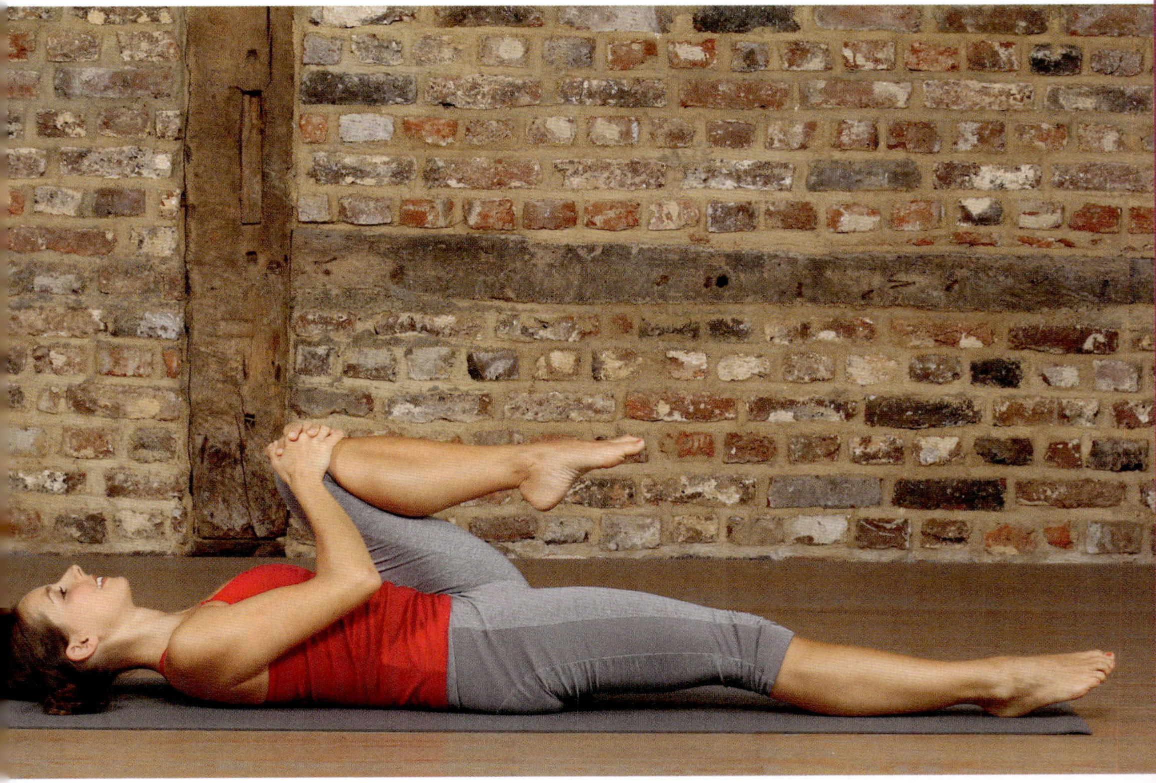

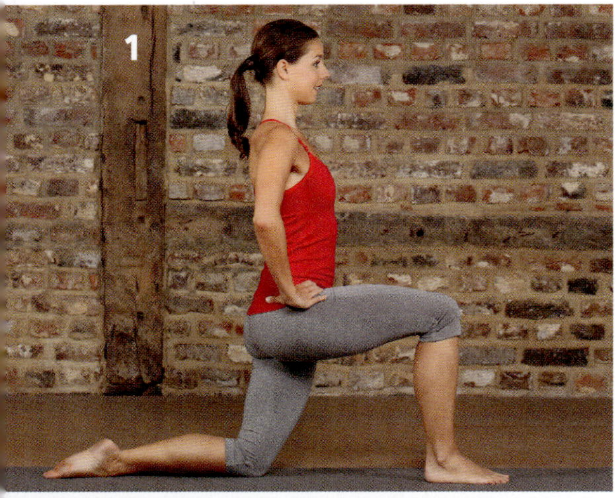

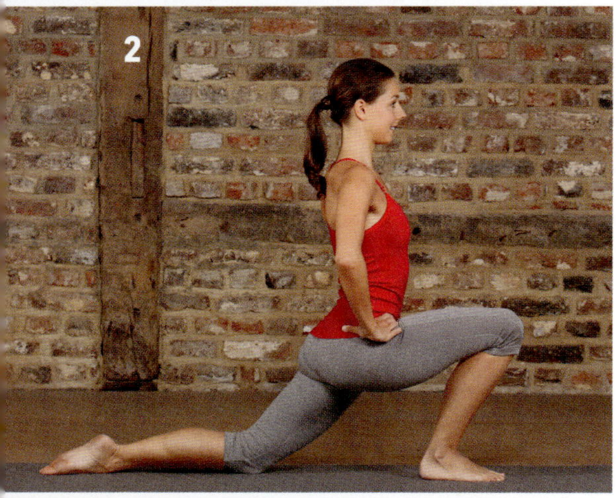

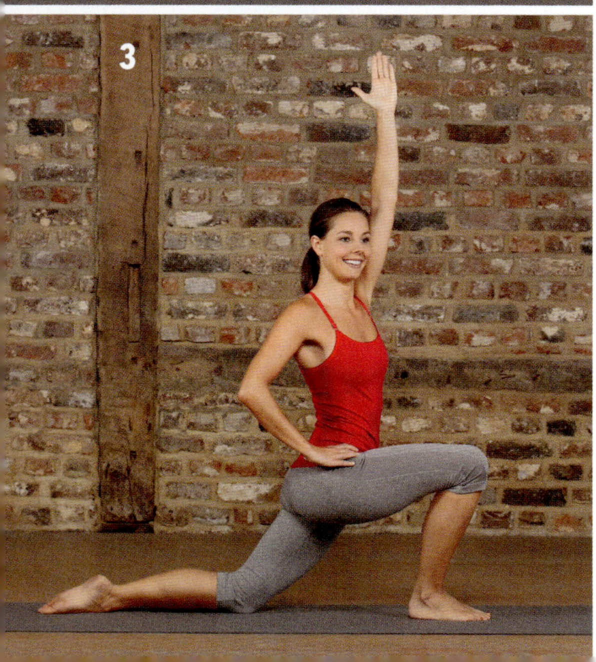

Ausfallschritt im Knien

Mit diesem Bewegungsablauf, einer der bekanntesten Dehnübungen überhaupt, dehnen Sie den Psoas ganz direkt und sorgen dafür, dass er über seine ganze Länge arbeiten muss.

- Gehen Sie in den hohen Kniestand, legen Sie die Hände auf die Beckenknochen und machen Sie mit einem Bein einen Schritt nach vorne. Beide Beine sollten jetzt im Knie rechtwinklig gebeugt sein. ▸ 1
- Verlagern Sie nun Ihr Gewicht nach vorne, sodass sich die Hüfte des hinteren Beins streckt. Strecken Sie zusätzlich auch dieses Bein ein wenig. ▸ 2
- Halten Sie die Position 30 Sekunden lang.
- Wechseln Sie die Seite und wiederholen Sie die Übung.

Wichtig: Das Becken und die Schultern bleiben in der Senkrechten.

Variante: Ausfallschritt mit Drehung

Wenn Sie sich im knienden Ausfallschritt befinden, recken Sie den Arm auf der Seite des nach hinten gestreckten Beins zur Decke und drehen sich zum aufgestellten Bein. So dehnen Sie nicht nur den Psoas, sondern auch den Quadrizeps. Es sollte also in der Leiste und im Oberschenkel ziehen. ▸ 3

Ausfallschritt im Knien mit Beindrehung

Bei dieser Dehnung arbeiten die angesprochenen Muskeln gleichzeitig in verschiedene Richtungen, so wie es bei unseren Bewegungen im Alltag fast immer der Fall ist.

- Gehen Sie in den hohen Kniestand, legen Sie beide Hände auf die Beckenknochen und machen Sie mit einem Bein einen Schritt nach vorne. Beide Beine sollten im Knie etwa rechtwinklig gebeugt sein. Nun drehen Sie den hinteren Unterschenkel um etwa 45 Grad nach innen. ▸ 1
- Verlagern Sie Ihr Gewicht nach vorne, bis Sie Ihre Oberschenkelinnenseite und die Leiste deutlich spüren. ▸ 2
- Halten Sie die Position 30 Sekunden lang.
- Wechseln Sie die Seite und wiederholen Sie die Übung.

Variante: Ausfallschritt mit Handstreckung

Verstärken Sie diese Dehnung, indem Sie beide Arme mit den Handflächen nach oben waagerecht nach vorne strecken. Versuchen Sie, die Hände dabei nach unten abzuwinkeln. ▸ 3

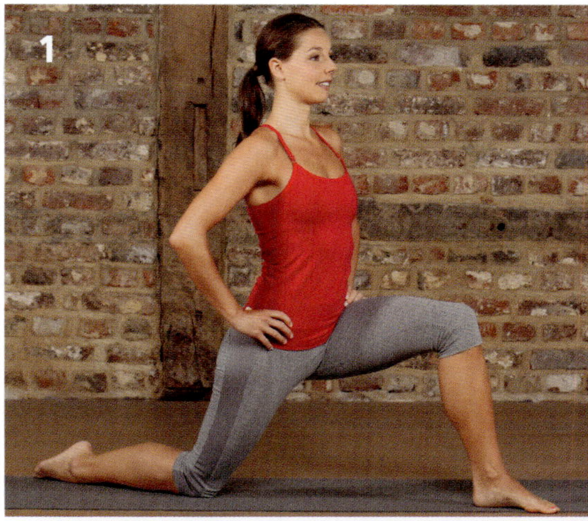

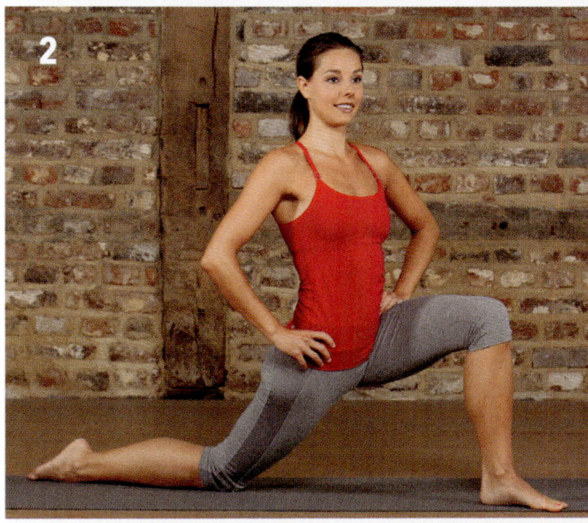

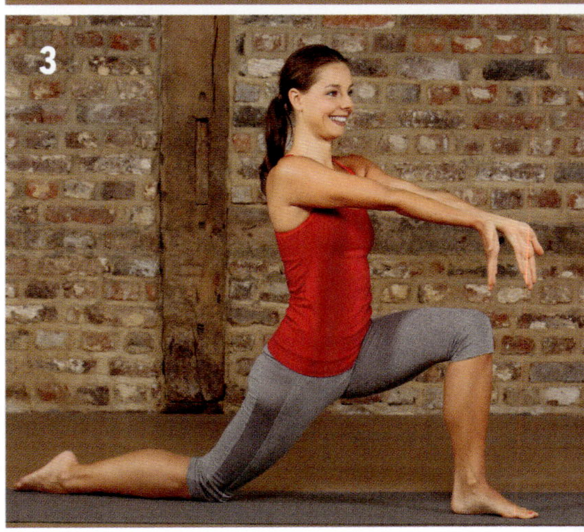

Massage der Faszien mit der Rolle

Die Faszien mit ihren bedeutenden Funktionen haben wir bereits ab S. 49 erläutert. Es ist sehr wichtig, dass sie glatt und geschmeidig aneinander entlanggleiten können. Nur so können Sie sich nämlich im Alltag und im Sport mühelos und schmerzfrei bewegen. Leider wird in der Regel zumindest ein Teil unserer Faszien spröde, weil wir sie viel zu wenig bewegen. Sie erleben das etwa als unangenehmes Ziehen, wenn Sie nach längerem Sitzen aufstehen. Alles fühlt sich steif an und bewegt sich nicht rund und reibungslos.
Mit speziellen Massagen können Sie Ihre Faszien elastisch halten, und zwar ohne einen Termin beim Fachmann. Die Faszien können Sie einfach und wirkungsvoll selbst massieren. Als Hilfsmittel dafür haben sich Schaumstoffrollen besonders bewährt, die es in unterschiedlichen Härtegraden und inzwischen sogar als Aktionsware bei Discountern gibt. Wenn Sie solche Rollen noch nie benutzt haben, ist es wichtig, dass Sie nicht gleich zur stark beworbenen *Blackroll* greifen, denn sie ist sehr hart und das Rollen darauf für die meisten Menschen zu schmerzhaft. Ein mittlerer Härtegrad reicht in der Regel aus.
Für die Massage der Faszien eignen sich auch andere Hilfsmittel, etwa Schaumstoffbälle, harte kleine Bälle, Igelbälle und sogar Werkzeuge aus der Küche wie Kochlöffel oder Pfannenwender aus Holz. Wie Sie diese Gegenstände einsetzen, lassen Sie sich am besten von einem Fachmann oder einer Fachfrau zeigen.

Viel hilft nicht immer viel

Da Faszien sehr empfindlich sind, beachten Sie bitte Folgendes:

- Langsames Rollen löst verklebte Faszien. Das können Sie jeden Tag tun.
- Schnelles, kräftiges Rollen wirkt straffend und sollte nur alle drei Tage praktiziert werden.
- Drehen Sie die während der Übung belastete Körperregion nicht quer zur Rolle, sondern nehmen Sie erst Ihr Gewicht von der Rolle und gehen Sie dann in die neue Position; sonst kann es zu Quetschungen und starken Schmerzen kommen.
- Gehen Sie beim Rollen nicht zu weit über Ihre Schmerzgrenze. »Wohlweh« oder »good pain«, wie die Briten sagen, ist erlaubt und sogar erwünscht, aber bei starken Schmerzen sollten Sie aufhören, um keinen Schaden anzurichten.

Rollen ist nicht gleich Rollen

Sie können auf verschiedene Art und Weise rollen und erzielen damit jeweils verschiedene Ergebnisse:

- **Flüssigkeitsausgleich (Rehydration):** Indem Sie langsam und nur mit leichtem oder mittlerem Druck rollen, drücken Sie mit der Rolle verbrauchte Flüssigkeit (Interstitialflüssigkeit) aus dem Gewebe, sodass frische nachfließen kann. Dadurch werden Ihre Faszien gut durchfeuchtet und können wieder glatt aneinander vorbeiglei-

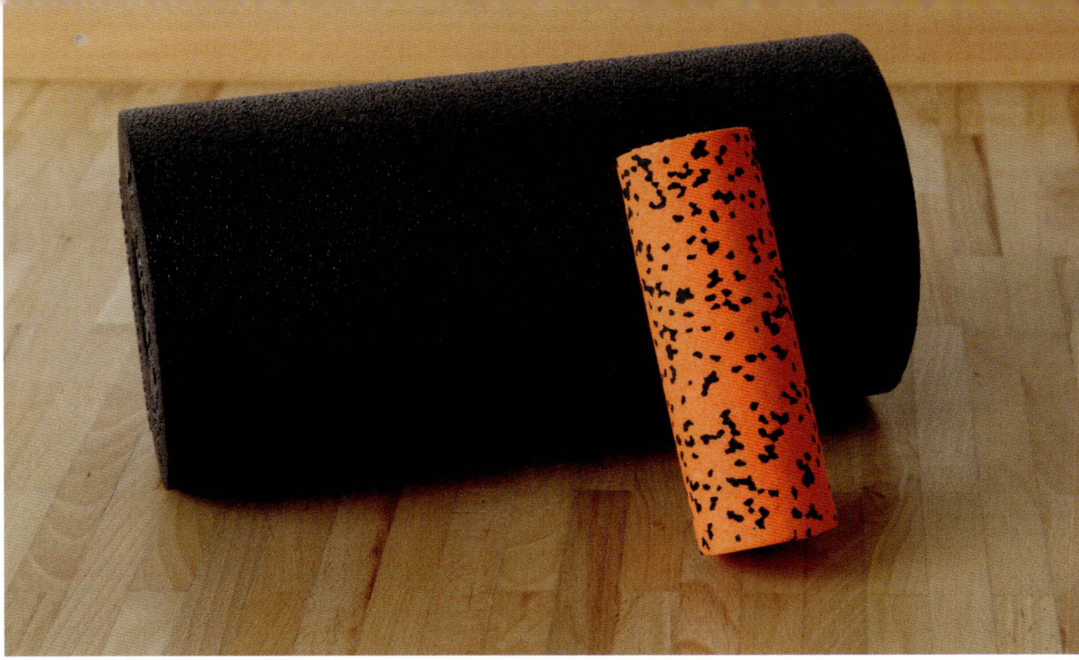

Faszienrollen gibt es in verschiedenen Größen und Härtegraden.

ten, zumal das Rollen auch Verklebungen löst und die dabei entstehenden Abfallstoffe wegschwemmt. Außerdem fördert sanftes Rollen Durchblutung und Lymphfluss.

- **Spannungserhöhung (Tonisierung):** Indem Sie schnell und intensiv rollen, erhöhen Sie hingegen die Spannung im Gewebe und straffen das Bindegewebe. Besonders für Sportler ist interessant, dass das Rollen auch die Spannung der Faszien selbst steigert. So in Form gebracht, können diese mehr Energie speichern und dann natürlich wieder abgeben. Von dieser Federkraft profitiert man bei schnellkräftigen Bewegungen und steigert seine Leistung etwa beim Sprinten oder Springen.

Für die Pflege Ihres Psoas kommt vor allem das langsame Rollen an den Hüften, dem Gesäß und den Oberschenkeln infrage. Da das aber auch genau die Partien sind, an denen sich bei vielen Cellulite unschön bemerkbar macht, werden Sie dort vielleicht auch das Bindegewebe straffen und zu diesem Zweck schnell rollen wollen.

Achten Sie auf Unterschiede

Beim Dehnen und beim Rollen werden Sie feststellen, dass Ihre beiden Körperseiten auf die gleiche Übung durchaus nicht gleich reagieren. Fast jeder Mensch hat eine »Schokoladenseite«, auf der eine Übung besser klappt oder weniger schmerzt als auf der anderen. Das liegt daran, dass wir unsere Muskeln auch im Alltag nicht gleichmäßig belasten. Sie kennen das von Rechts- und Linkshändern oder vom Standbein, das bei dem einen das rechte, beim anderen das linke ist. Erliegen Sie nicht der Versuchung, vor allem die »gute« Seite zu trainieren. Im Gegenteil! Trainieren Sie die »schlechte« etwas mehr, sodass diese vielleicht langfristig mit der guten gleichziehen kann.

Hinterer Oberschenkel – Rollenmassage

Mit dieser Übung lockern Sie Ihren Oberschenkelbeuger, der durch ausgiebiges Sitzen sehr fest und verspannt wird.

- Setzen Sie sich mit angewinkelten Beinen auf den Boden und legen Sie die Rolle quer vor Ihr Gesäß.
- Stützen Sie sich mit den Armen hinten ab und strecken Sie jetzt die Beine, sodass die Rolle unter Ihren Oberschenkeln liegt.
- Rollen Sie mehrmals langsam bis zum Knie hinab und bis zum Poansatz hoch. ▶ 1
- Wenn Sie dabei nichts spüren, verstärken Sie den Druck, indem Sie ein Bein schräg über das Knie des gestreckten anderen Beins legen und in dieser Position rollen. ▶ 2
- Wechseln Sie die Seite und massieren Sie die andere Oberschenkelrückseite.

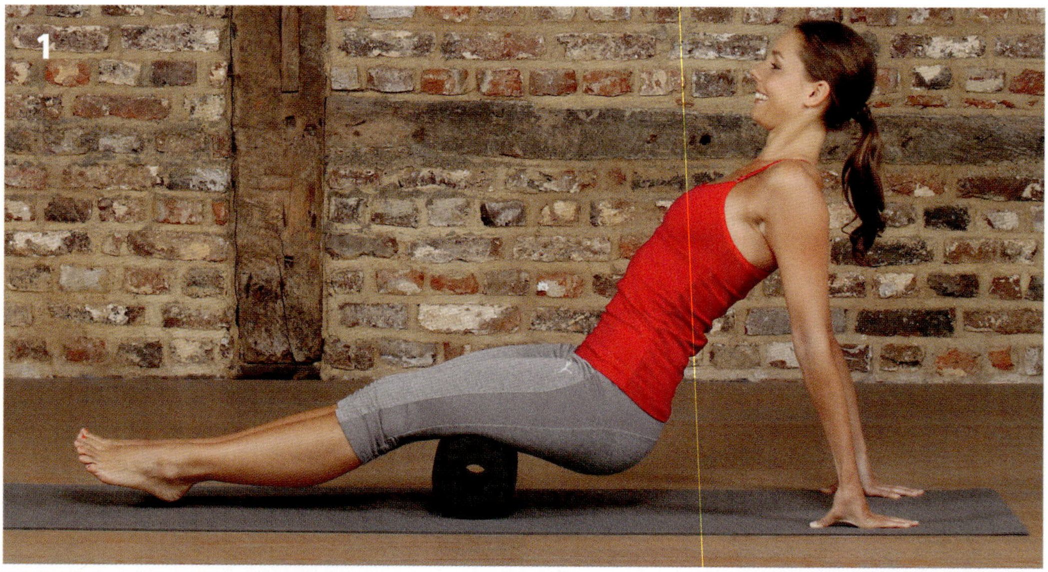

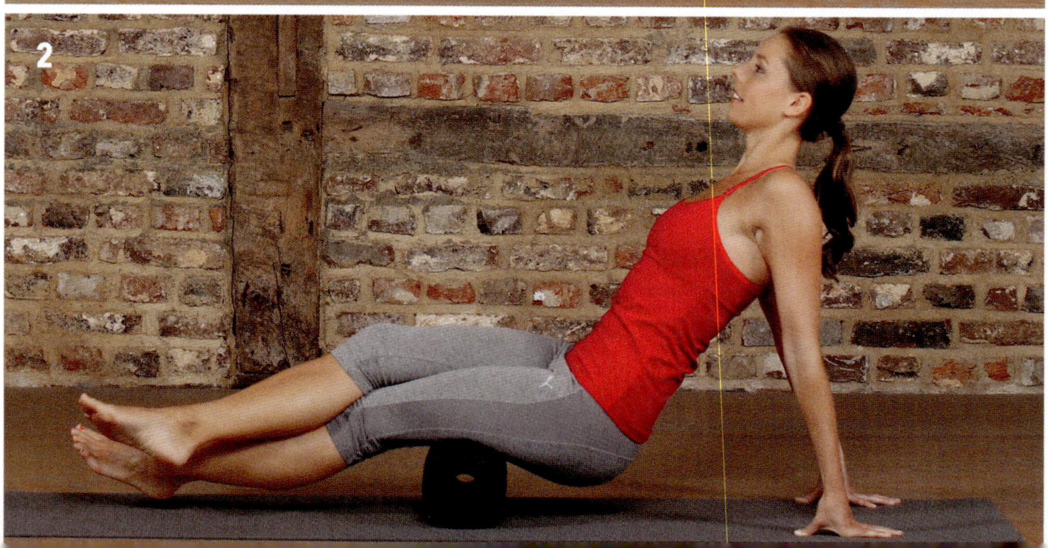

Vorderer Oberschenkel – Rollenmassage

Die vordere Oberschenkelmuskulatur, ganz besonders der Quadrizeps, ist an der Bewegung von Beinen und Hüften entscheidend beteiligt. Sie zieht den Oberkörper nach vorne, wenn sie nicht genügend beansprucht wird und das führt zu Rückenschmerzen. Ein geschmeidiger Oberschenkelstrecker (einer der vier Muskeln des Quadrizeps) beugt dem vor. Dafür rollen Sie langsam.

- Legen Sie sich auf den Bauch und stützen Sie sich mit beiden Unterarmen ab.
- Legen Sie die Rolle ganz oben quer unter Ihre Beine und rollen Sie sie über die Oberschenkel ganz langsam hinab bis zu den Knien und anschließend wieder hoch. Bearbeiten Sie besonders die Stellen, die Ihnen dabei wehtun, denn genau diese Schmerzen deuten auf verklebte Faszien hin.
- Variieren Sie die Belastung, indem Sie Ihr Gewicht mehr oder weniger stark auf die Oberschenkel verlagern.

Variante

Wenn Sie gegen Cellulite vorgehen wollen, dürfen Sie zügig hin- und herrollen, dies aber nur alle paar Tage.

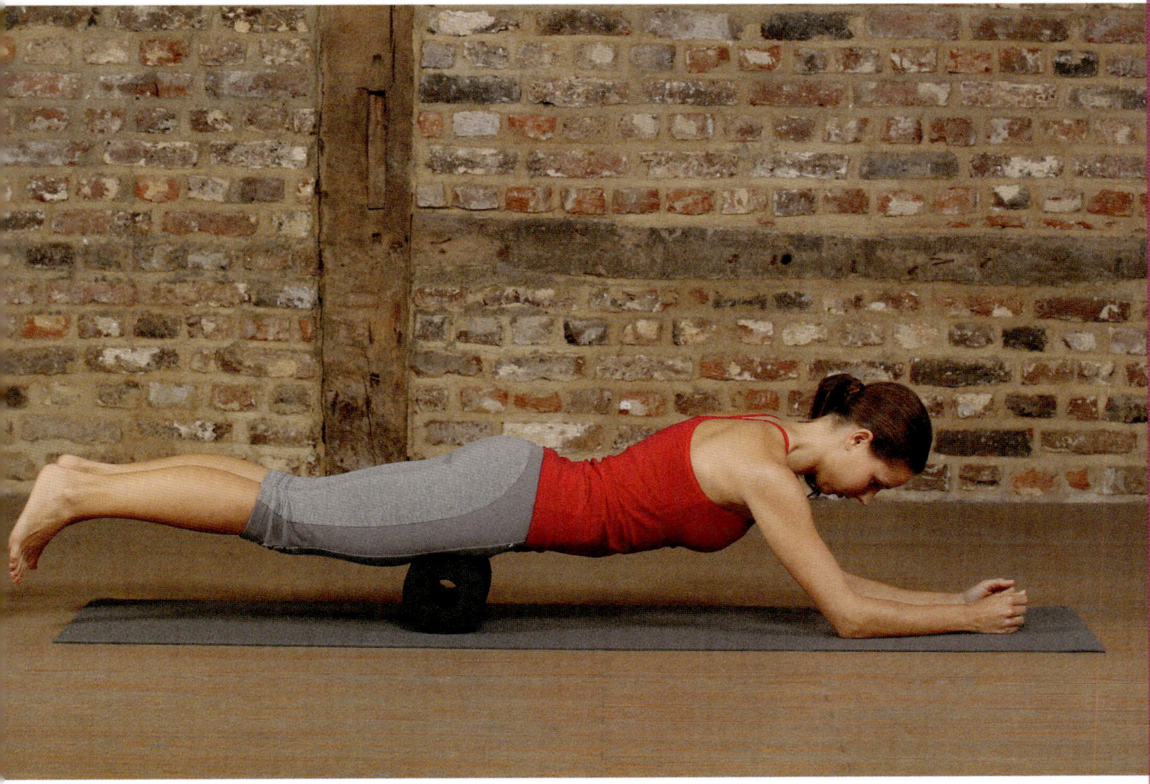

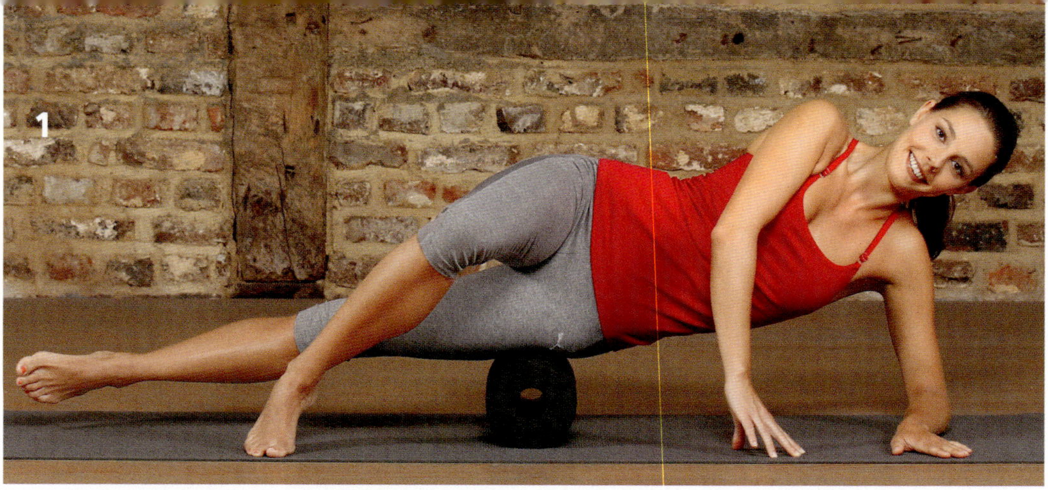

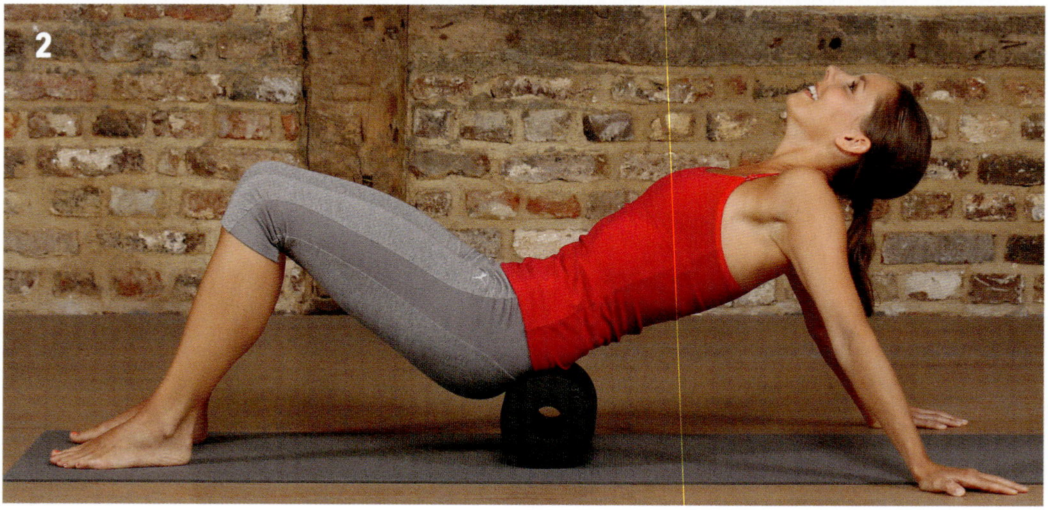

Rechter und linker Psoas – Rollenmassage

Mit dieser Übung können Sie Ihren Psoas direkt massieren oder genauer gesagt seine beiden Ansätze im unteren Rücken, denn der Rest des Lenden-Darmbein-Muskels liegt so weit in der Tiefe, dass Sie ihn nur indirekt mitbehandeln können.

- Legen Sie sich mit gestreckten Beinen auf eine Seite, stützen Sie sich auf einen Unterarm, heben Sie die Taille an und schieben Sie die Rolle quer darunter.
- Winkeln Sie das obere Bein vor oder hinter dem unteren an – je nachdem, was für Sie bequemer ist – und rollen Sie mit der Hüfte auf und ab. Mithilfe Ihrer Arme können Sie die Belastung und den Faszienschmerz im Psoas steuern. Es darf leicht wehtun im gestreckten Bein, aber nicht mehr. ▸ 1
- Wechseln Sie die Seite und wiederholen Sie die Übung.

Variante: Unterer Rücken – Rollenmassage

Sie können sich auch mit dem unteren Rücken auf die Rolle legen und beide Psoas-Ansätze gleichzeitig massieren. Dazu stützen Sie sich mit beiden Armen seitlich ab und rollen über Po und Lendenwirbelsäule auf und ab. ▸ 2

Mehr Kraft für den Psoas

Im ersten Teil des Buchs haben wir erläutert, wie besonders der Psoas ist, weil er als einziger Muskel Oberkörper und Beine direkt verbindet, und wie wichtig er für eine gute Haltung ist. Dieser Aufgabe wird er nur gerecht, wenn er weder verspannt noch funktionell verkürzt noch zu schwach ist. Dann nämlich fällt es schwer, aus der Hocke hochzukommen oder aus einem weichen Sessel oder von einem niedrigen Stuhl aufzustehen. Auch ein schlechtes Gangbild, ein Rundrücken oder ein Hohlkreuz können die Folge eines schwachen Lenden-Darmbein-Muskels sein. Deswegen ist es sinnvoll, ihn durch gezielte Übungen zu stärken. Solche Übungen sollten immer auch die Bauchmuskeln einbeziehen, die natürlichen und wichtigsten Partner des Psoas (s. ab S. 36). Außerdem spielt die Muskulatur des Beckenbodens eine große Rolle. Nur sie kann die Stabilität der Körpermitte in direkter Nähe zum Psoas gewährleisten, die notwendig ist, damit dieser effektiv für uns arbeiten kann. Die meisten Psoas-Übungen trainieren die Hüft- und Gesäßmuskeln mit, weil alle drei Muskelgruppen ganz dicht beieinanderliegen und eine funktionelle Einheit bilden.

Der Beckenboden

Der Beckenboden, eine Platte aus Muskeln und Bändern, verschließt die zentrale Beckenöffnung und hält die inneren Organe an ihrem Platz. Viele Männer glauben, sie hätten gar keinen Beckenboden, weil er vor allem beim Thema Schwangerschaft erwähnt wird. Bei werdenden Müttern kann die Muskelplatte ziemlich »ausleiern«, sodass Inkontinenz droht. Männer haben zwar seltener Probleme damit, den Harn zu halten, können aber mit Beckenbodentraining gegen Impotenz angehen, denn der Beckenboden ist an der Erektion beteiligt. Beim Pilates wird der Beckenboden immer mittrainiert, auch bei vielen Kräftigungsübungen wie der Schulterbrücke (s. S. 74). Aber es geht noch viel bequemer.

Einfach nebenbei trainieren

Den Beckenboden aktivieren Sie, wenn Sie den Harndrang zurückhalten oder den Urinstrahl stoppen. Diese Muskeln können Sie jederzeit zum Training anspannen. Halten Sie die Spannung 10 Sekunden lang, bevor Sie loslassen. Machen Sie das mehrmals hintereinander. Das geht im Stehen und im Sitzen, etwa beim Warten auf den Bus, im Kino, im Auto …

Direkte Kräftigung des Psoas

Mit den folgenden Übungen stärken Sie Ihren Psoas direkt.

V-Sitz

- Legen Sie sich auf den Rücken und setzen Sie die Füße so auf den Boden, dass die Unterschenkel senkrecht stehen.
- Spannen Sie die Bauchmuskeln an und heben Sie die angewinkelten Beine hoch, bis die Unterschenkel in der Waagerechten sind. ▸ 1
- Legen Sie nun die Hände auf die Schienbeine und heben Sie Ihren Oberkörper an. ▸ 2
- Wenn Sie in einer von der Seite gesehen V-förmigen Sitzposition angekommen sind, versuchen Sie, die Hände zu lösen und die Arme nach vorne auszustrecken.
- Wenn das klappt, versuchen Sie, die Beine auszustrecken. ▸ 3
- Halten Sie diese Position 15 Sekunden lang.
- Führen Sie die Übung 10- bis 15-mal aus.

Wichtig: Übertreiben Sie es nicht! Strecken Sie die Beine erst dann, wenn Ihr Psoas und Ihre Bauchmuskeln die V-Position mit aufgelegten Händen gut halten können. Sonst kommt es zu Ausweichbewegungen und die Übung bringt nichts.

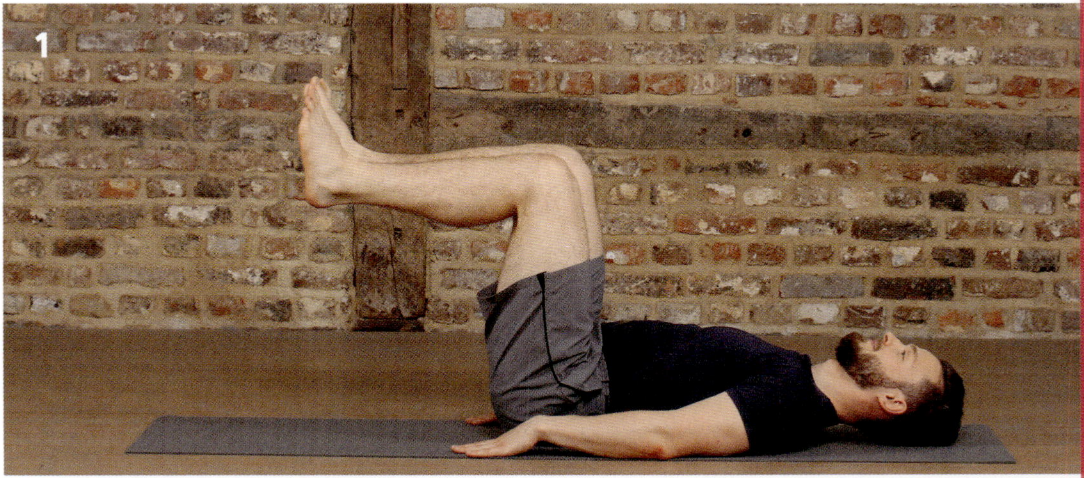
1

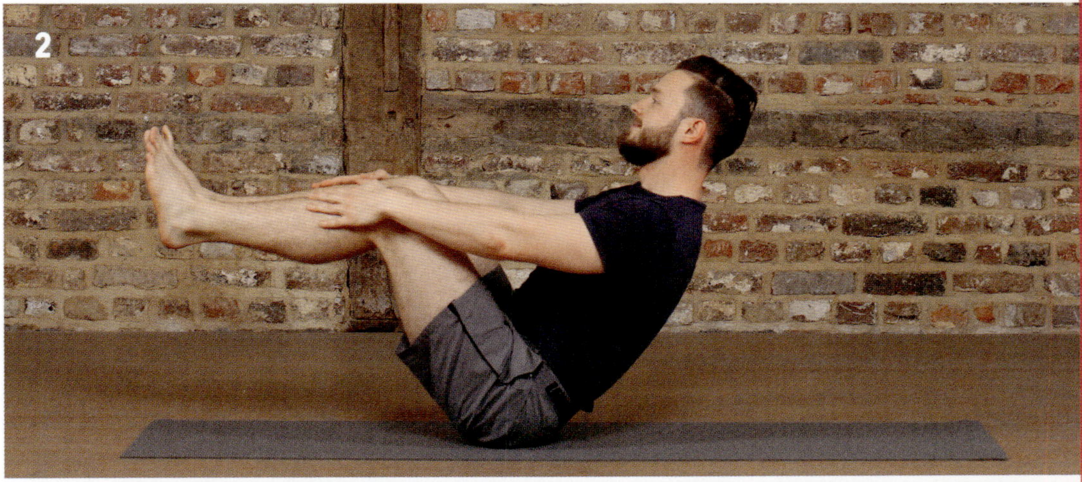
2

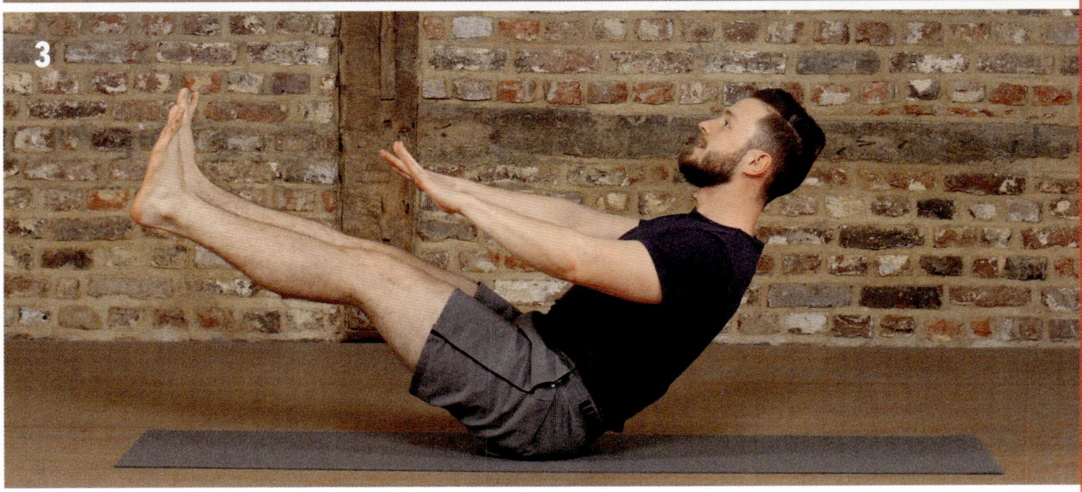
3

Beinheber

- Legen Sie sich auf den Rücken, die Arme locker neben dem Körper. Strecken Sie beide Beine bis in die Fußspitzen. ▸ 1
- Spannen Sie die Bauchmuskeln an, sodass Ihre Lendenwirbelsäule den Boden berührt.
- Heben Sie nun ein Bein gestreckt langsam vom Boden hoch bis zu einem Winkel von etwa 45 Grad. Senken Sie das Bein langsam wieder ab. Führen Sie die Übung mit jedem Bein je 10- bis 15-mal aus. ▸ 2

Varianten

- Falls Ihnen die Übung sehr leichtfällt, senken Sie das Bein jeweils nicht bis auf den Boden ab, sondern machen den Stopp kurz darüber. ▸ 3
- Ist das immer noch zu leicht, beschweren Sie Ihre Beine mit Gewichtsmanschetten. ▸ 4

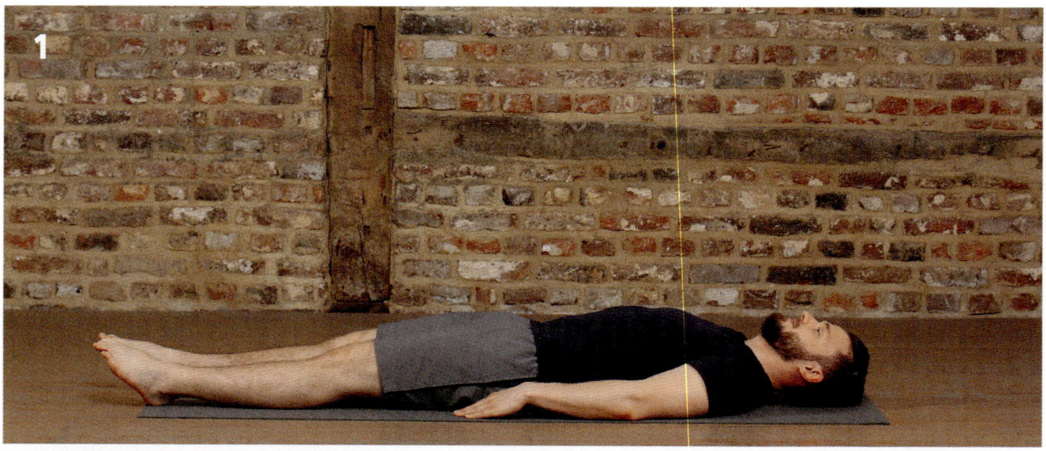

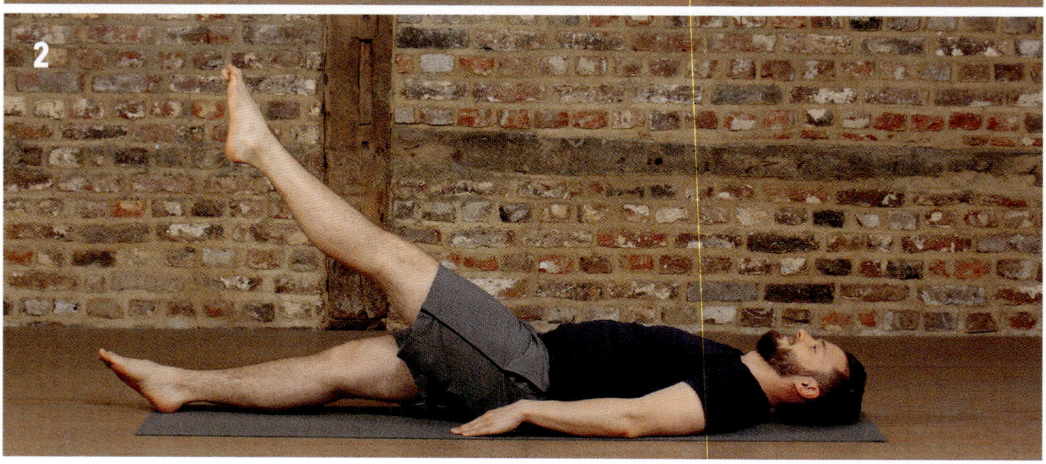

3

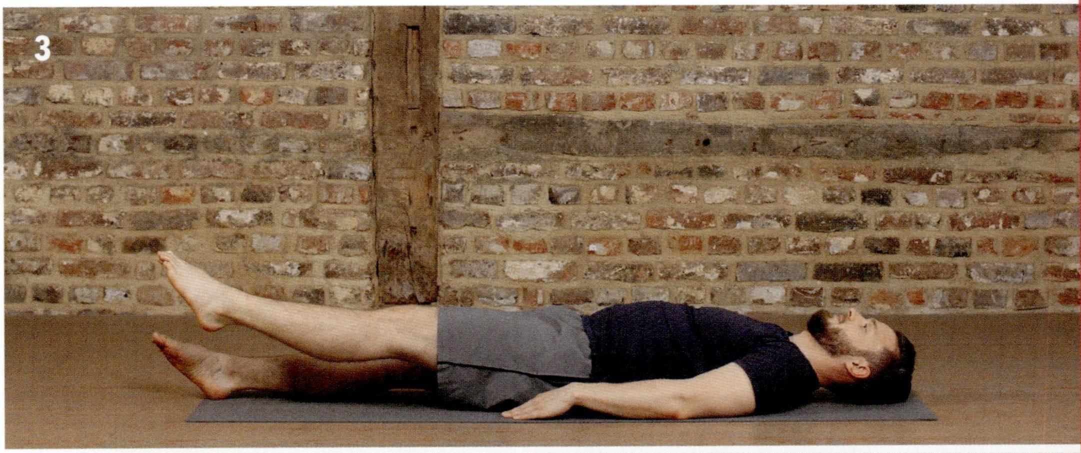

4

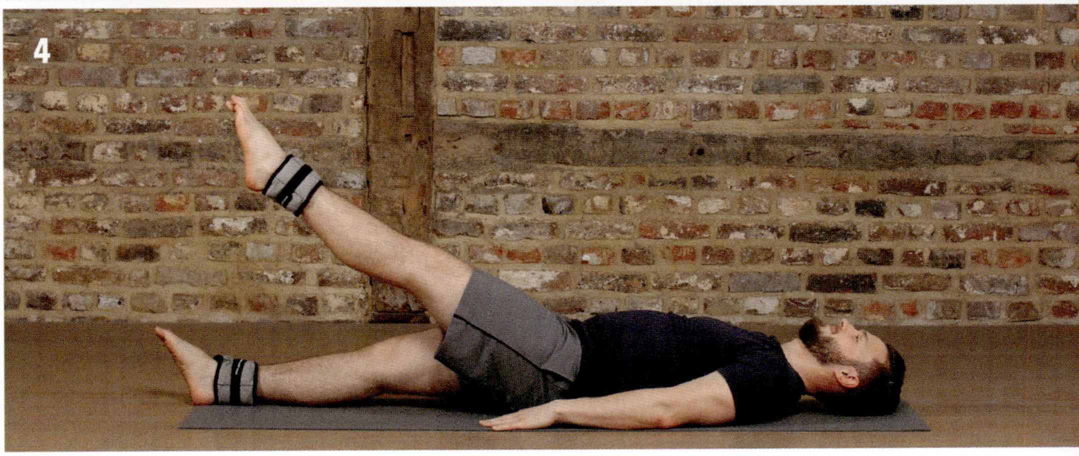

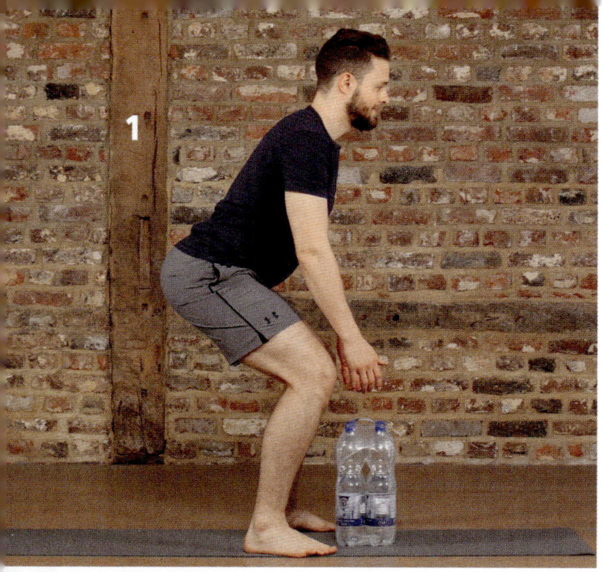

1

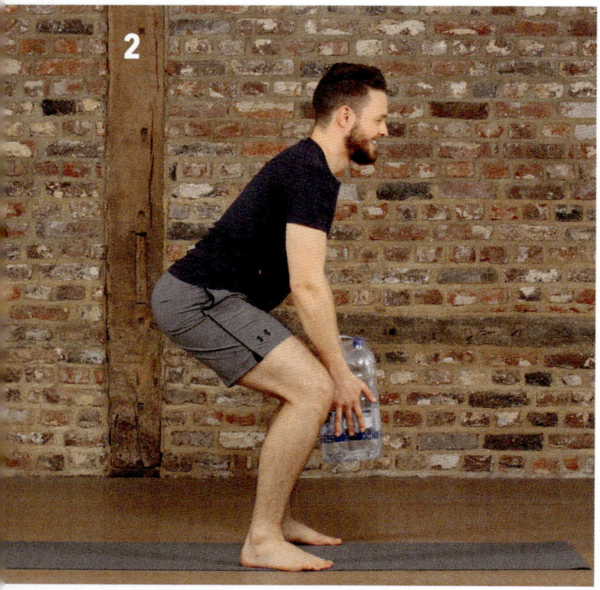

2

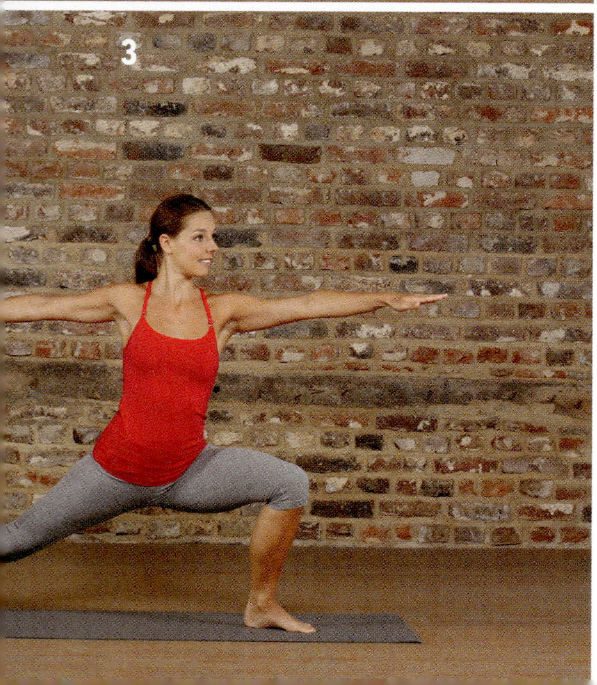

3

Kreuzheben

Korrekt ausgeführt, ist das Kreuzheben eine gute Ganzkörperübung. In Rückenschulen ist sie zwar oft verpönt, aber bei korrekter Ausführung ist sie ein tolles Training für den Psoas. Sie brauchen dafür irgendein Gewicht von geeigneter Größe, das Sie gut mit beiden Händen (in Schulterbreite) greifen können, etwa eine Langhantel oder einen vollen Kasten Wasser oder einen Rucksack mit Büchern. Wenn sich das Gewicht aus mehreren Gegenständen zusammensetzt, können Sie die Belastung einfach Ihren Ansprüchen anpassen.

- Stellen Sie sich aufrecht hin, die Füße schulterbreit auseinander.
- Beugen Sie sich mit geradem Rücken etwas vor, gehen Sie leicht in die Knie und greifen Sie das Gewicht mit beiden Händen in schulterbreitem Abstand. ▸ 1
- Richten Sie sich kontrolliert und mit geradem Rücken auf. ▸ 2
- Wenn Sie stehen, sollten die Schultern ein wenig nach hinten gezogen und das Becken ein bisschen nach vorne geschoben sein. ▸ 3
- Senken Sie das Gewicht genauso kontrolliert bis zum Boden ab.
- Führen Sie die Übung 10- bis 15-mal aus.

Knieheben im Stütz

Der Psoas ist der einzige Muskel, mit dem Sie Ihre Beine um mehr als 90 Grad anwinkeln können. Deswegen muss er bei dieser Übung ordentlich arbeiten. Spüren werden Sie jedoch vor allem Ihre Muskeln im Bauch.

- Setzen Sie sich auf eine stabil stehende Bank oder einen breiten Stuhl und umgreifen Sie mit beiden Händen neben Ihren Oberschenkeln den Rand der Sitzfläche.
- Spannen Sie Ihre Bauchmuskulatur an und heben Sie beide Beine gleichzeitig in Richtung Brust an. Die Arme bleiben gestreckt und stützen Sie ab. ▸ 1
- Halten Sie die Knie 3 bis 5 Sekunden lang oben. Senken Sie sie dann kontrolliert ab.
- Führen Sie die Übung 10- bis 20-mal aus.

Variante: Knieheben mit Beinstreckung

Wenn Sie die Übung mit angewinkelten Beinen gut beherrschen, probieren Sie, den gleichen Ablauf mit durchgestreckten Beinen auszuführen. ▸ 2

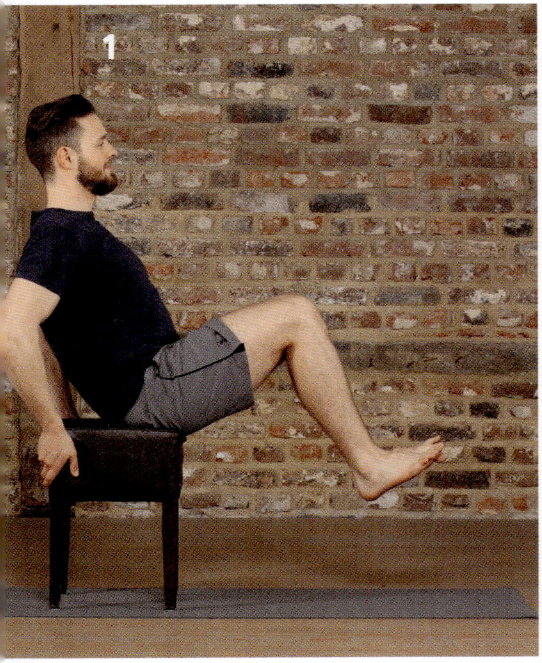

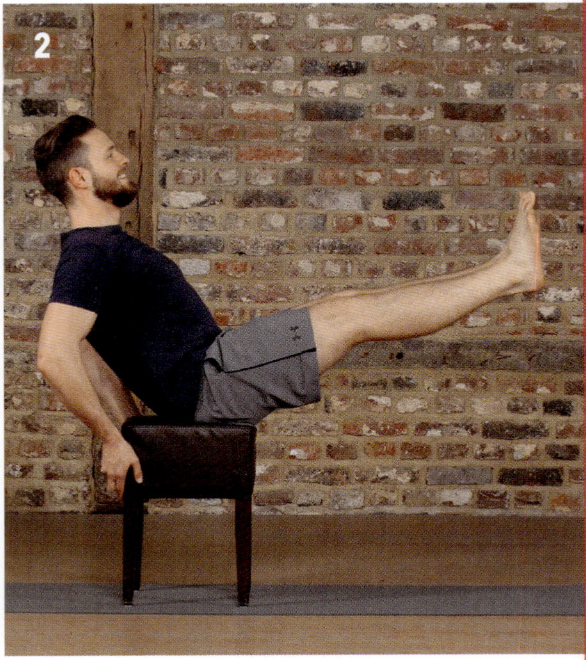

Schulterbrücke

Die Schulterbrücke macht die Wirbelsäule beweglicher, stärkt Beine, Gesäß sowie unteren Rücken und fördert das Zusammenspiel der dortigen Muskelgruppen. Beim Anheben und Stabilisieren ist der Psoas sehr aktiv.

- Legen Sie sich auf den Rücken, die Arme neben dem Körper. Stellen Sie die Füße auf und nehmen Sie Bauchspannung auf. ▸ 1
- Atmen Sie ein. Mit dem Ausatmen kippen Sie Ihr Becken hoch und rollen Ihre Wirbelsäule vom Becken aus langsam Wirbel für Wirbel vom Boden hoch, bis Ihre Körperachse von den Knien bis zu den Schultern eine Gerade bildet. Atmen Sie aus. ▸ 2
- Atmen Sie ein und rollen Sie sich mit dem Ausatmen langsam und kontrolliert auf den Boden ab.
- Führen Sie die Übung 10-mal aus.

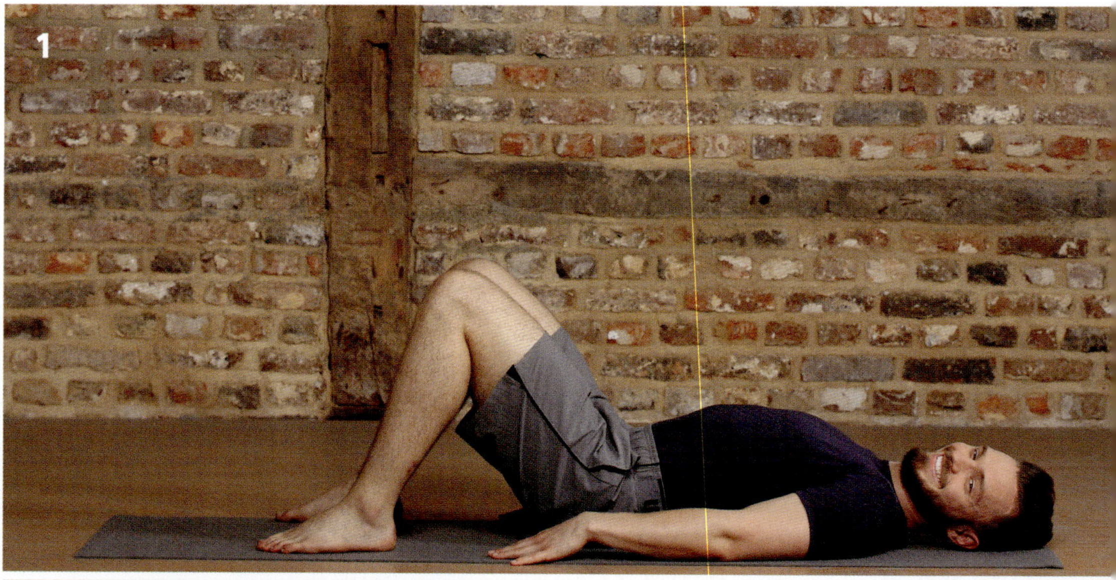

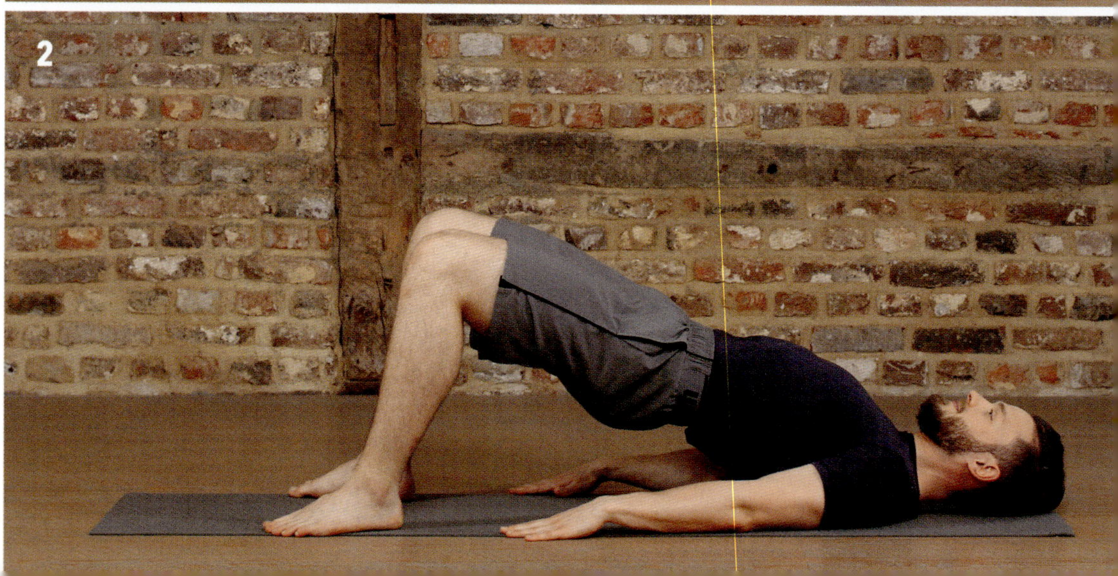

Varianten für Fortgeschrittene

- Wenn Sie sich in der Brückenhaltung befinden, heben Sie beim Ausatmen ein Bein an, bis sich das Knie senkrecht oberhalb des Beckens befindet. Den Winkel im Knie behalten Sie bei. Dann einatmen und mit dem Ausatmen das Bein wieder abstellen. Anschließend das Gleiche mit dem anderen Bein ausführen, dann abrollen. ▸ 3
- Die Übung insgesamt 5-mal ausführen. Wenn sie gut klappt, die Beine wechselweise anheben, ohne zwischendurch abzurollen.
- Noch eine Stufe schwieriger ist diese Übung, wenn Sie in der Brückenhaltung das Bein gestreckt anheben. ▸ 4

Wichtig: Das Becken bleibt immer gerade und sinkt beim Abheben der Beine nicht tiefer.

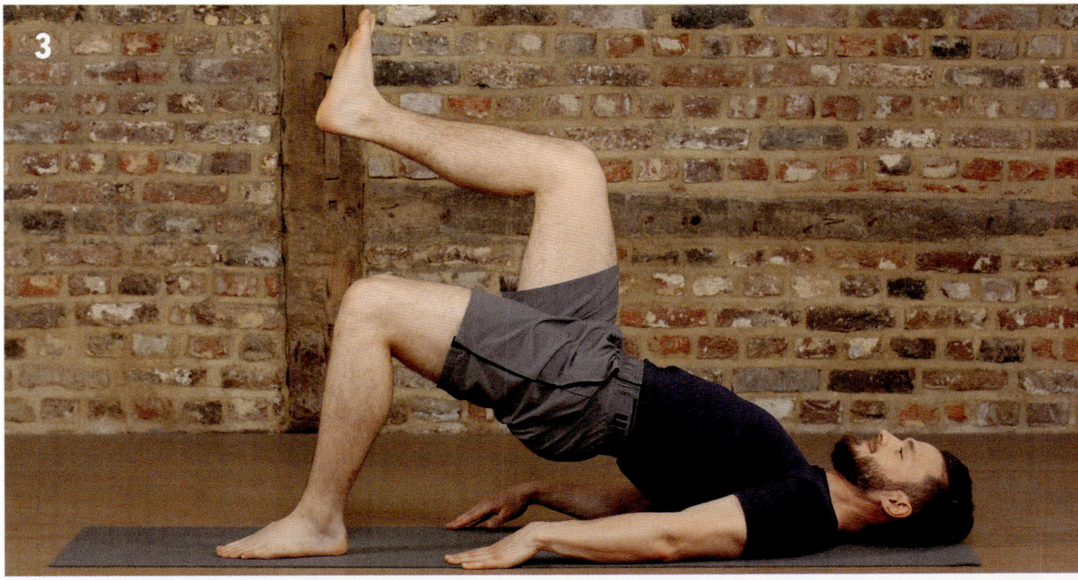
3

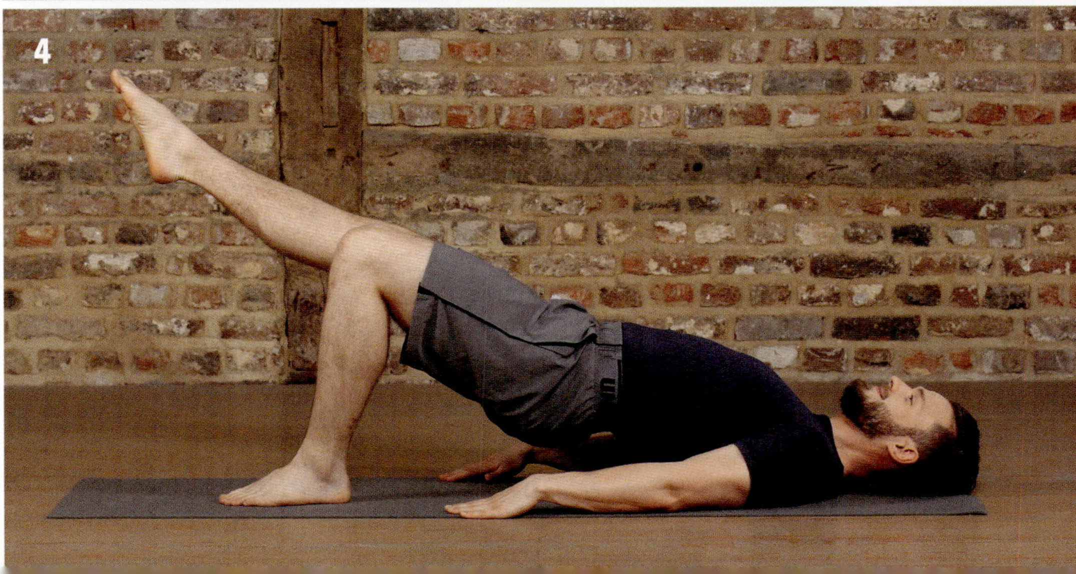
4

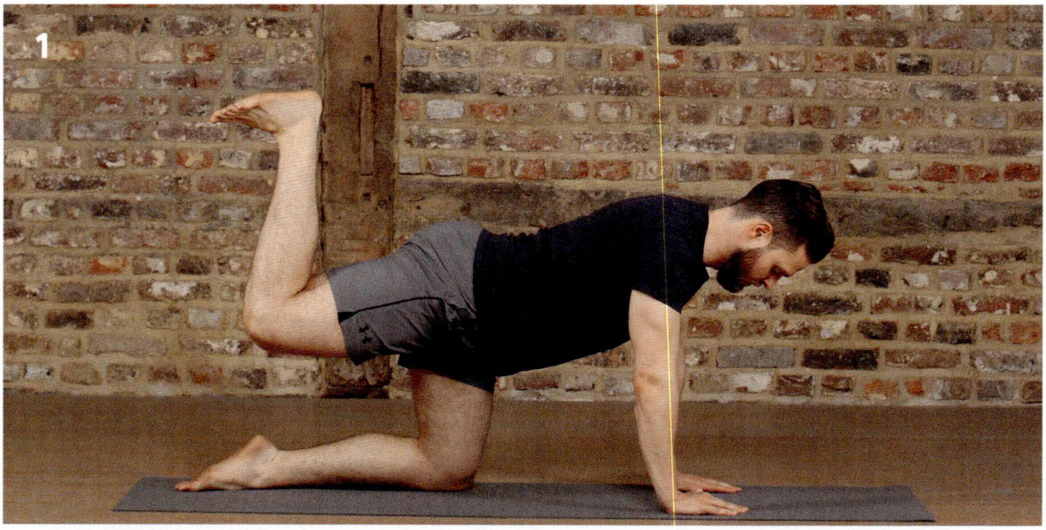

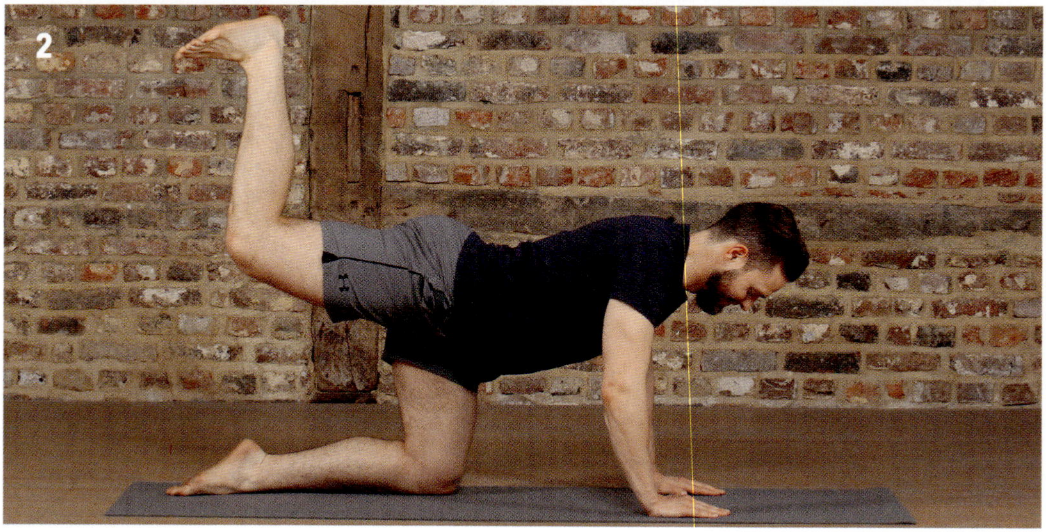

Po-Runder high

Mit dieser Übung stärken Sie nicht nur den Psoas, sondern auch Ihre Muskeln in Gesäß und Oberschenkelrückseite.

- Gehen Sie in den Vierfüßlerstand: Stützen Sie sich bei geradem Rücken gleichmäßig auf Ihre Knie und Hände, die Knie senkrecht unterhalb des Beckens, die Hände senkrecht unterhalb der Schultern.
- Heben Sie einen Oberschenkel bis zur Waagerechten. Das Knie behält den 90-Grad-Winkel bei, der Fuß bleibt angewinkelt. ▸ 1
- Bewegen Sie das angehobene Bein noch etwas höher und senken Sie es dann zurück in die Waagerechte. Tun Sie das 4- bis 6-mal. ▸ 2

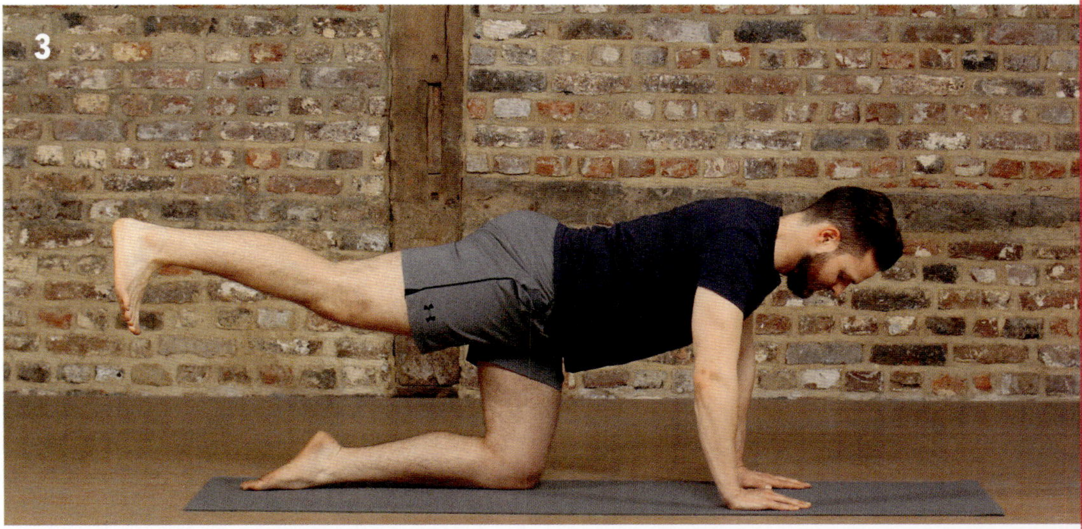

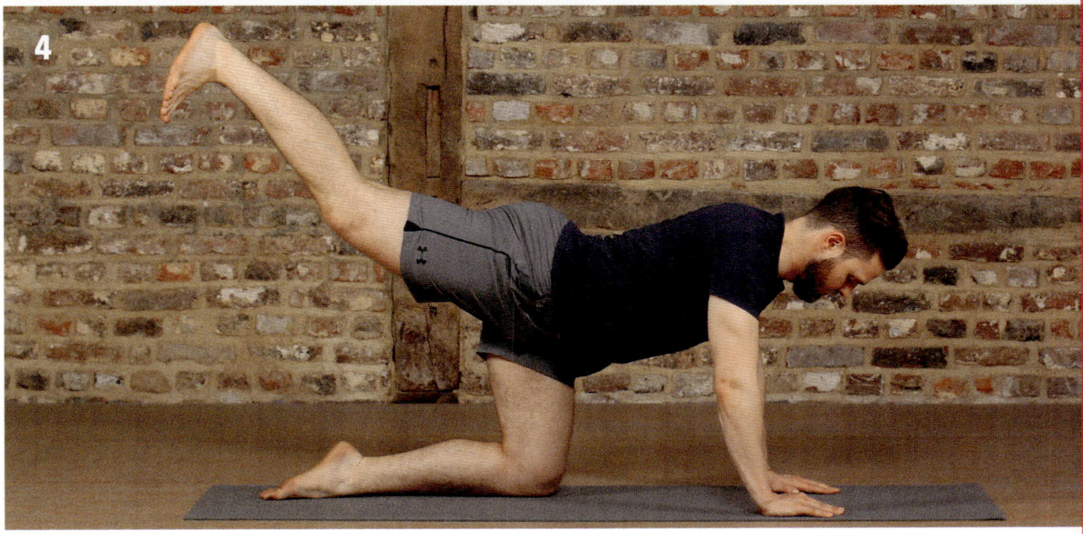

- Nun strecken Sie das Bein 10 Sekunden lang aus. Der Fuß bleibt auch jetzt angewinkelt. ▸ 3
- Heben Sie das gestreckte Bein an. ▸ 4
- Senken Sie das Bein wieder in die Waagerechte ab.
- Zuletzt winkeln Sie das Bein wieder an.
- Wechseln Sie die Seite und wiederholen Sie die Übung mit dem anderen Bein.

Variante: Po-Runder für Einsteiger

Ihre Muskeln müssen hier viel Stabilisierungsarbeit leisten. Falls Ihnen das zunächst nicht so gut gelingt, legen Sie Ihren Oberkörper auf einen stabilen Tisch, halten sich mit den Händen am Rand fest und trainieren zunächst nur die Beinbewegungen.

Hüftdrehung

Diese Übung kräftigt nicht nur den Psoas, sondern fast die gesamte Muskulatur. Die Drehung beansprucht auch die seitlichen Muskeln. Sie brauchen dafür etwas wie einen Block oder eine Treppenstufe.

- Gehen Sie in den Unterarmstütz und setzen Sie Ihre Zehenspitzen auf den Block.
- Legen Sie die Füße mit dem Fußrücken auf und aktivieren Sie Ihre Bauch- und Gesäßmuskeln. ▸ 1
- Ziehen Sie nun langsam ein Bein an, drehen Sie die Hüfte und strecken Sie das Bein unter dem Körper zur anderen Seite. ▸ 2
- Bleiben Sie 2 bis 3 Sekunden lang in dieser Haltung und drehen Sie sich dann langsam und kontrolliert zurück.
- Wechseln Sie die Seite.
- Führen Sie die Übung auf beiden Seiten je 10-mal aus.

Variante für Fortgeschrittene: Hüftdrehung im Liegestütz

Führen Sie Übung nicht im Unterarmstütz, sondern im Liegestütz durch. ▸ 3

1

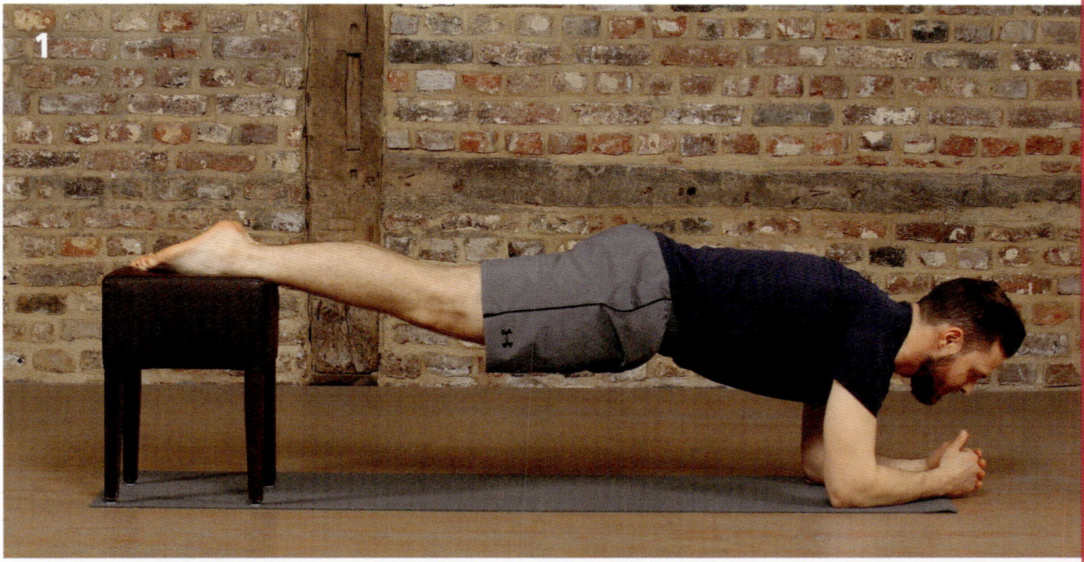

2

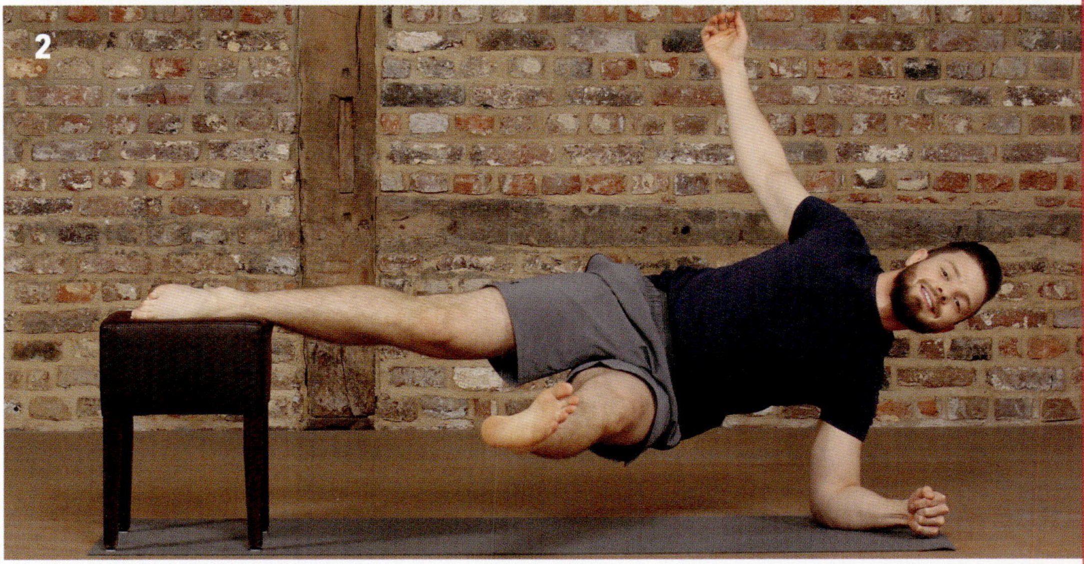

3

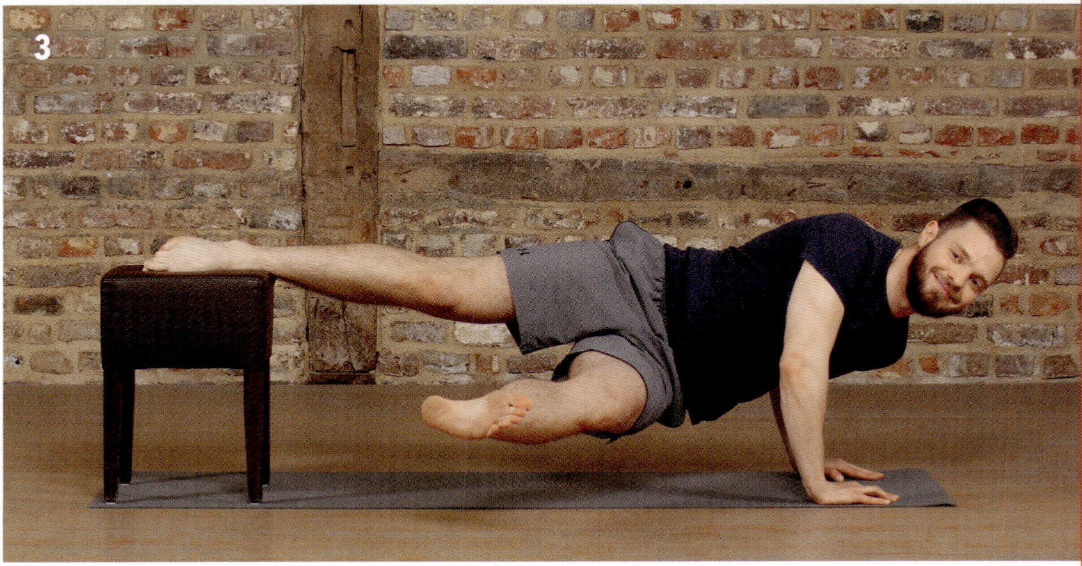

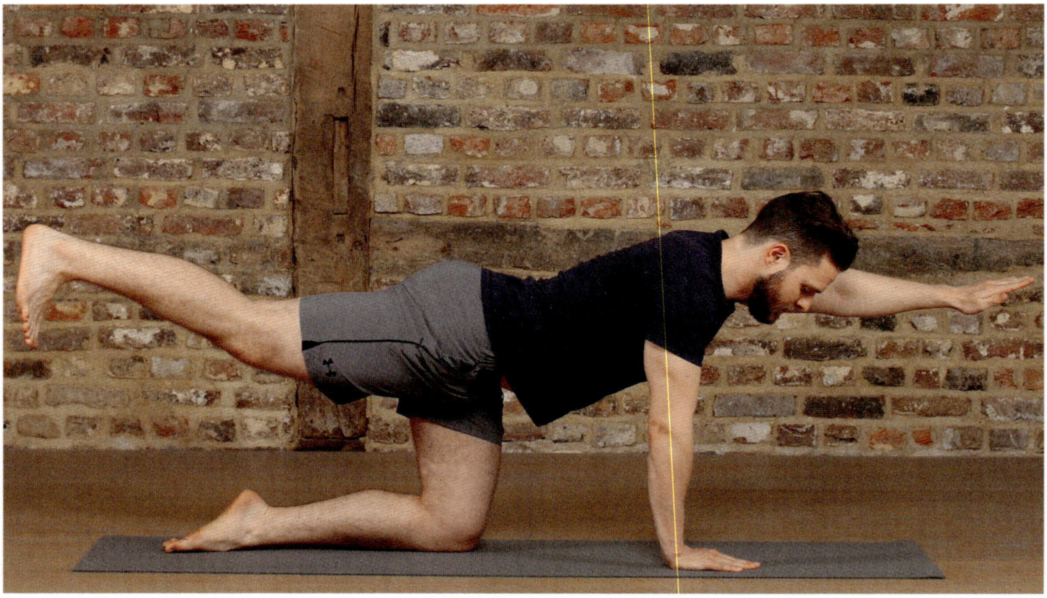

Stahlseil

Diese Übung dehnt den Psoas beim Strecken des Beins und kräftigt ihn beim Heranführen. Vor allem aber trainiert sie die Stabilität Ihrer Körpermitte.

- Gehen Sie in den Vierfüßlerstand: Stützen Sie sich bei geradem Rücken gleichmäßig auf Ihre Knie und Hände, die Knie senkrecht unterhalb des Beckens, die Hände senkrecht unterhalb der Schultern.
- Strecken Sie gleichzeitig den rechten Arm mit ausgestreckter Hand waagerecht nach vorn und das linke Bein mit angezogenem Fuß waagerecht nach hinten.
- Halten Sie diese Position 15 bis 20 Sekunden lang.
- Gehen Sie zurück in die Ausgangsposition und wechseln Sie die Seite.
- Strecken Sie beide Seiten je 5-mal.

Crunch

Mit dieser Übung trainieren Sie ganz gezielt Ihre Bauchmuskeln. Diese unterstützen Ihren Psoas und sind als Gegenspieler der Rückenmuskeln unverzichtbar, wenn Sie Schmerzen im unteren Rücken zuvorkommen wollen.

- Legen Sie sich auf den Rücken, die Arme gestreckt neben dem Körper. Winkeln Sie die Knie an und setzen Sie die Fußsohlen auf den Boden. ▸ 1
- Rollen Sie Kopf und Schultern Wirbel für Wirbel langsam vom Boden ab und halten Sie die Arme weiter waagerecht gestreckt. ▸ 2
- Halten Sie 2 Sekunden lang inne, bevor Sie sich langsam abrollen, aber ohne Schultern, Kopf und Arme ganz abzulegen.
- Führen Sie die Übung 10- bis 15-mal aus.

Variante

Wenn Ihnen der Crunch leicht gelingt, legen Sie die Hände hinter den Kopf und rollen Sie sich dann hoch. ▸ 3

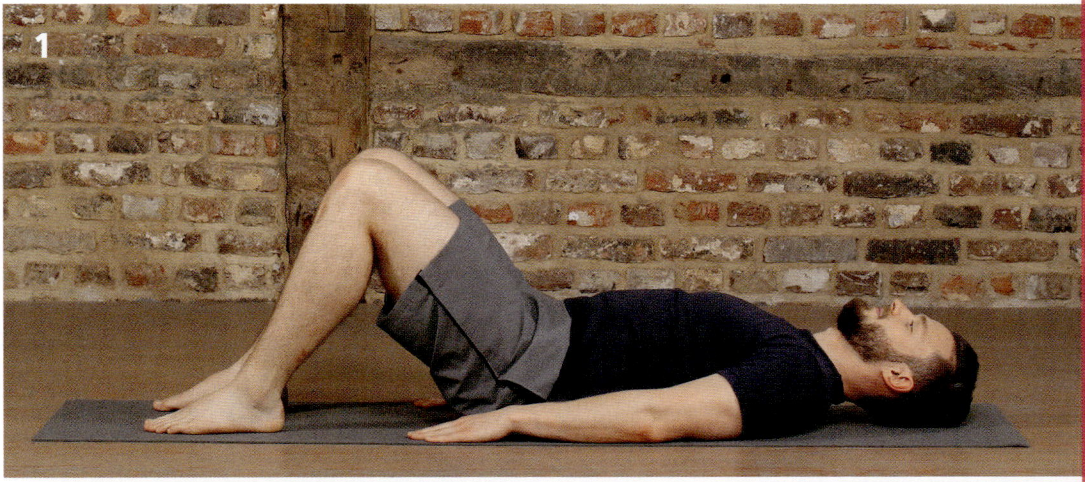

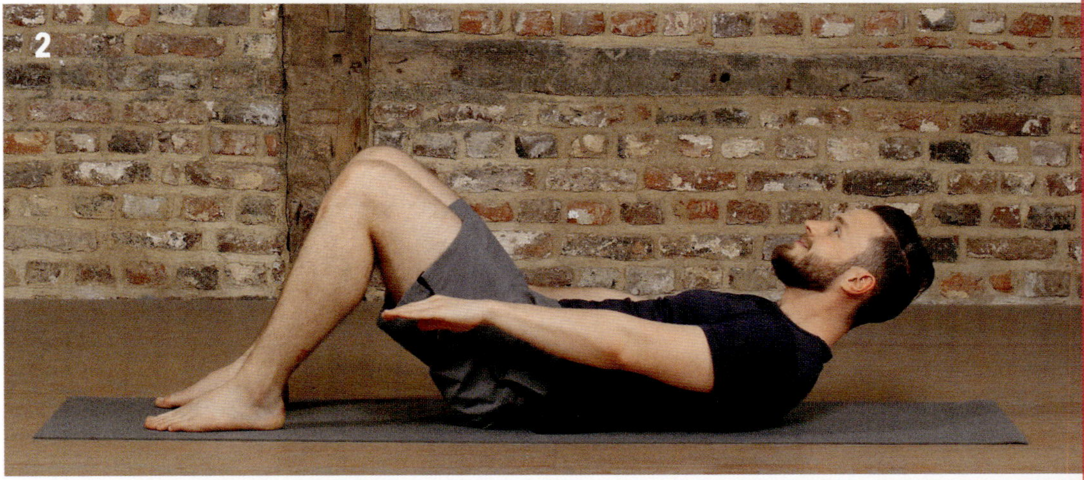

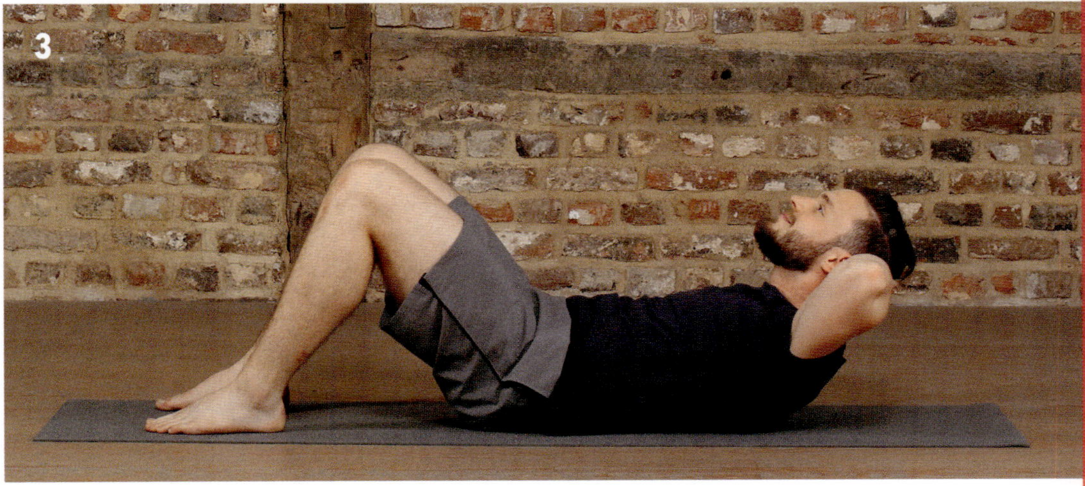

Wichtig: Ihre Lendenwirbelsäule und die unteren Rippen bleiben auf dem Boden. Das Becken bleibt unbewegt. Beachten Sie die Infos zum Crunch im Theorieteil auf S. 31.

Rückenstütz mit Beinheber

Mit dieser Übung trainieren Sie Ihre tief liegenden Bauch- und Rückenmuskeln. Gleichzeitig stärken Sie Ihren Psoas.

- Setzen Sie sich mit gestreckten Beinen auf den Boden und stellen Sie die Hände hinter Ihrem Gesäß auf. Dabei zeigen die Finger in Richtung der Füße. ▶ 1
- Drücken Sie mit dem Ausatmen die Hände in den Boden und heben Sie das Gesäß an, bis Ihre Körperachse von den Schultern bis zu den Fersen eine Gerade bildet. ▶ 2
- Aus dieser Position heben Sie ein Bein um etwa 45 Grad an und halten es 2 Sekunden lang oben, bevor Sie es wieder abstellen. ▶ 3
- Üben Sie mit beiden Beinen je 5-mal.

Variante für Einsteiger

Stützen Sie sich hinten mit den Armen auf einem stabilen Stuhl oder Tisch ab. Diese Abwandlung eignet sich gut fürs Büro.

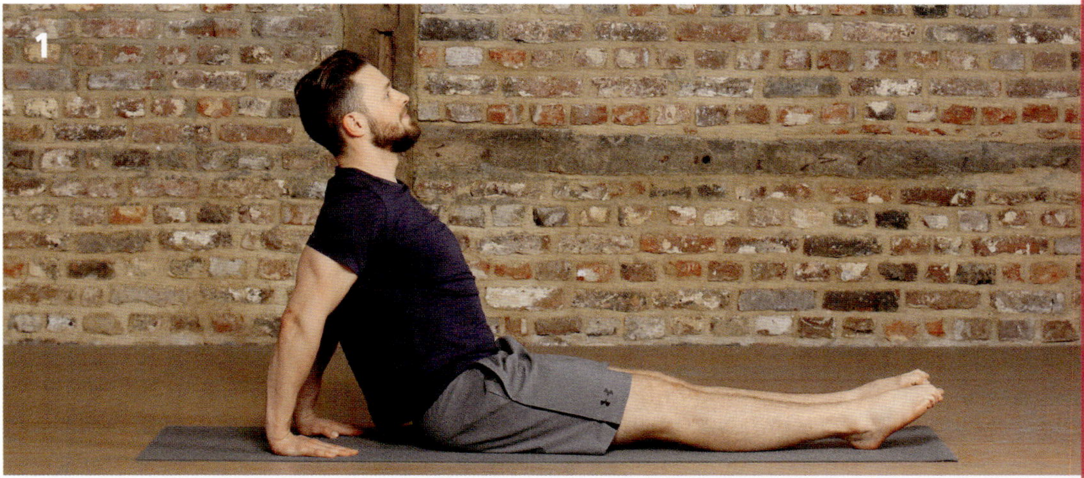
1

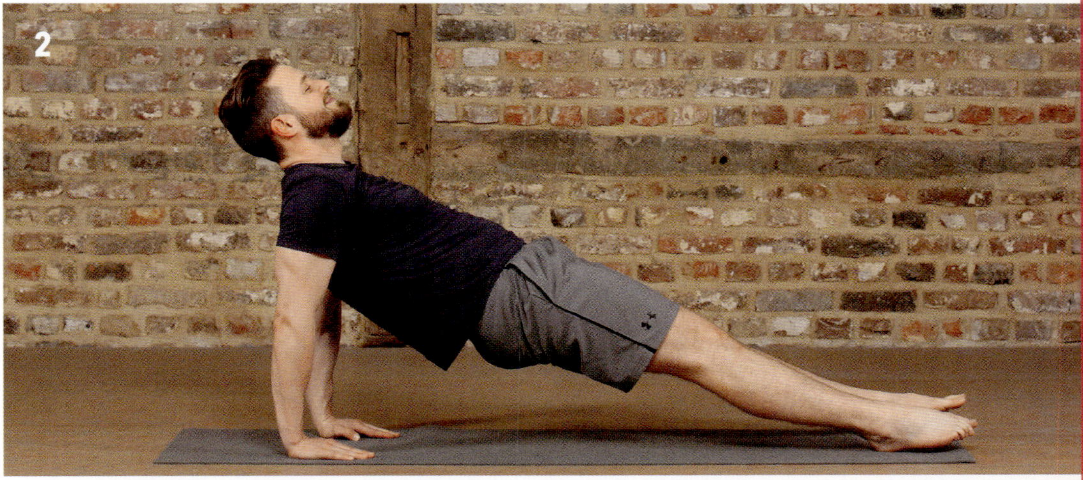
2

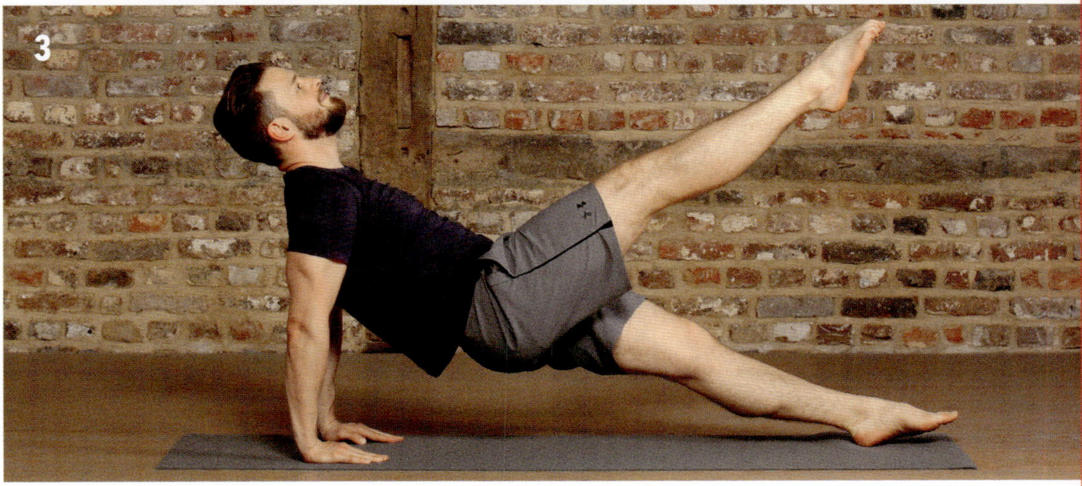
3

Die Rolle des Psoas beim Sport

Wenn Sie sich viel bewegen und sich regelmäßig sportlich betätigen, ist das grundsätzlich gut, denn es holt Sie runter vom Sofa und weckt Ihren Kreislauf, Ihren Stoffwechsel, Ihre Muskeln, ja jede Ihrer Zellen auf. So kann das Blut den ganzen Körper besser mit Sauerstoff aus der Lunge sowie mit Nährstoffen und Flüssigkeit aus Ihrer Nahrung versorgen. Das hält Sie insgesamt fit und gesund.

Die meisten Sportarten fordern und fördern den Körper nicht gerade universell, sondern eher einseitig, was jeweils bestimmte Defizite mit sich bringt. Nur wenige Menschen üben mehrere Sportarten parallel aus und nur in ganz seltenen Fällen solche, die sich aus gesundheitlicher Sicht optimal ergänzen wie zum Beispiel Joggen und Krafttraining. Die meisten haben eine Lieblingssportart und betreiben nur diese. Und bei vielen Sportarten kommt der Psoas zu kurz.

Deswegen kann es durchaus sein, dass Ihr Psoas ziemlich verspannt oder schwach ist, obwohl Sie vielleicht sogar mehrmals wöchentlich trainieren.

Zu den beliebtesten Sportarten, bei denen der Psoas vernachlässigt wird, gehören Laufen, Radfahren, Fußball und Schwimmen. Wie sich das jeweils im Einzelnen verhält und wie Sie Defizite mit passenden Übungen ausgleichen können, schauen wir uns später an.

Am anderen Ende des sportlichen Spektrums stehen Pilates und Yoga – zwei Trainingsformen, die dem Psoas eine wichtige Rolle zubilligen und ihn schon immer bei ihren Übungen eigens berücksichtigt haben.

Bei den meisten anderen Sportarten wird der Psoas leider nicht speziell trainiert – oder noch schlimmer: Man hält ihn sogar für einen Bremser sportlicher Leistung, was aber falsch ist! Zum Glück ist der Psoas bei allen Disziplinen beteiligt, bei denen man läuft – meist sogar im Training, wenn man nämlich die weitverbreitete Übung »Kniehebelauf« ausführt. Dabei hebt man im langsamen Laufen bei jedem Schritt die Knie und Oberschenkel möglichst hoch und trainiert damit den Psoas direkt. Er ist wie gesagt der einzige Muskel, der das Bein um mehr als 90 Grad anheben kann. Das Gute daran: Läufer und Spielsportler, die ihn trainieren, profitieren beim Sport nicht unerheblich von ihrem starken Psoas.

Pilates

Benannt nach ihrem Begründer Joseph H. Pilates (1883–1967), hat sich dessen Methode von den USA aus längst in Deutschland im Fitness- und Rehabilitationswesen etabliert. Alle Pilates-Übungen führt man langsam,

kontrolliert und fließend aus. Daher eignen sie sich bestens auch für Untrainierte, für Ältere und für Menschen mit Bewegungseinschränkungen.
Der deutschstämmige Joseph Pilates, der 1926 in die USA emigrierte, verband bei der Entwicklung seiner Methode das Beste aus dem Westen mit dem Besten aus dem Osten: Er kombinierte Elemente aus Turnen, Gymnastik und Bodybuilding mit solchen aus dem Yoga und Tai-Chi, denn er war fasziniert von der Kontrolle des Geistes über den Körper in den fernöstlichen Bewegungsschulen. Das Ergebnis ist ein ganzheitliches System, das Kraft und Beweglichkeit ebenso fördert wie gute Haltung, Körperbewusstsein und Konzentration. Das Ziel ist bei jeder Übung eine stabile Körpermitte, im Pilates auch Powerhouse oder Zentrierung genannt, sonst auch oft Core-Spannung. Zu diesem Zweck spricht man vor allem die Rücken- und Bauchmuskeln rund um die Lendenwirbelsäule an sowie den Beckenboden, die Gesäßmuskulatur *(Glutaeus)* – und natürlich den Psoas.

Anstrengend und entspannend zugleich

Pilates wird oft sanft und entspannend genannt. Das stimmt insofern, als die Übungen ruhig und kontrolliert ablaufen. Trotzdem sind sie körperlich anstrengend. Pilates erfordert volle Konzentration, weshalb Sie während des Trainings gar nicht darauf kommen, Ihren Alltagsproblemen und Ihrem Stress nachzuhängen – und genau das wirkt entspannend.

Als Anfänger sollten Sie Pilates am besten unter Aufsicht eines qualifizierten Trainers erlernen und sich genau über dessen Qualifikation informieren. Sonst machen Sie am Ende doch nur irgendwie Gymnastik. Ausführliche Informationen sowie Kontakt zu kompetenten Trainern finden Sie beim Pilates Verband unter **www.pilates-verband.de**. Übrigens: Wenn Sie zusätzlich zu Pilates eine Ausdauersportart treiben, also etwa Joggen, Radfahren, Schwimmen, bewegen Sie Ihren Körper so vielfältig, dass Sie damit eine feste Basis für Gesundheit und Wohlbefinden legen.
Im Folgenden zeigen wir Ihnen einige Übungen, bei denen der Psoas besonders eingebunden ist und gut trainiert wird.

Die Pilates-Atmung

Eine wesentliche Rolle beim Pilates spielt die Atmung. Spannen Sie Ihre Bauchmuskeln immer leicht an und atmen Sie in die Flanken. Wenn Sie ausatmen, wird Ihr Bauch ganz flach, und Sie ziehen die Muskeln dort noch etwas mehr an. Wenn es nicht anders vermerkt ist, atmen Sie während des leichten Teils der Übung durch die Nase ein und während des anstrengenden durch den leicht geöffneten Mund aus.

The Hundred – die Hundert

Bauchmuskulatur und Hüftbeuger stehen bei dieser Übung im Zentrum, aber auch alle anderen Muskeln müssen mitmachen – ein gutes Ganzkörpertraining. Das Anheben und Halten der Beine fordert den Psoas direkt.

- Legen Sie sich auf den Rücken, die Beine ausgestreckt, die Arme parallel zum Körper gestreckt. Nehmen Sie Bauchspannung auf.
- Atmen Sie ein. Mit dem Ausatmen heben Sie Ihre gestreckten Beine sowie Kopf und Schultern an, wobei die Arme parallel zum Boden gestreckt bleiben. ▸ **1**
- Atmen Sie in 5 kurzen Zügen hintereinander ein und wippen Sie bei jedem Atemzug mit den gestreckten Armen etwas nach oben.
- Atmen Sie in 5 kurzen Stößen aus und machen Sie die gleichen Pumpbewegungen, jedoch mit Druck in Richtung Boden.
- Führen Sie insgesamt 10 solche Sets schneller Ein- und Ausatembewegungen aus, ohne sich zwischendurch abzulegen. Dann haben Sie 100-mal geatmet – daher der Name.
- Zum Abschluss atmen Sie einmal tief ein und aus, ziehen dabei mit den Händen Ihre Knie dicht an den Körper heran und entspannen sich dann. ▸ **2**

Wichtig: Anfänger führen die Übung besser mit in Hüfte und Knie angewinkelten Beinen durch. ▸ **3** Bei Hals- oder Nackenproblemen lassen Sie den Kopf am Boden. Je tiefer Sie die gestreckten Beine halten, desto schwieriger. Sie sollen die Bauchmuskeln deutlich spüren und dürfen kein Hohlkreuz machen. Wählen Sie Ihre Haltung entsprechend aus.

1

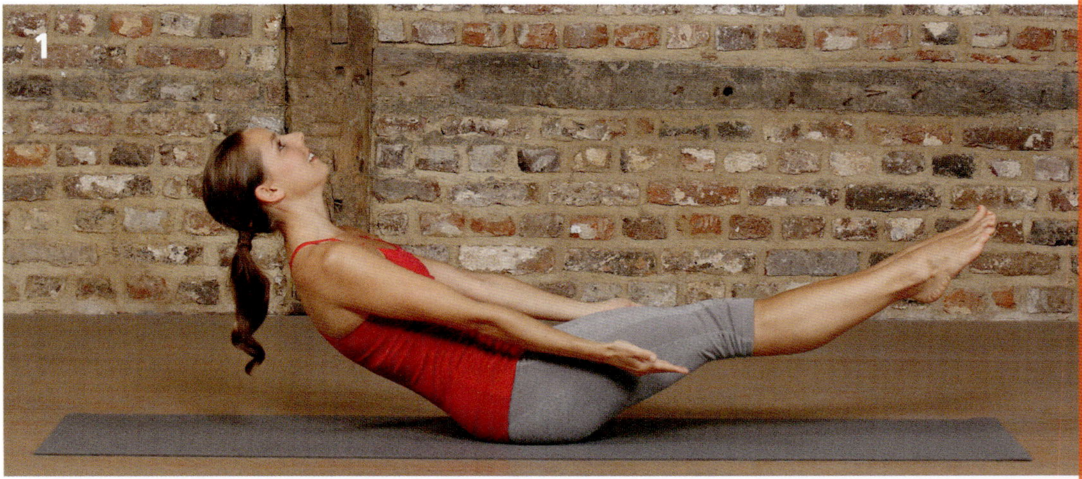

2

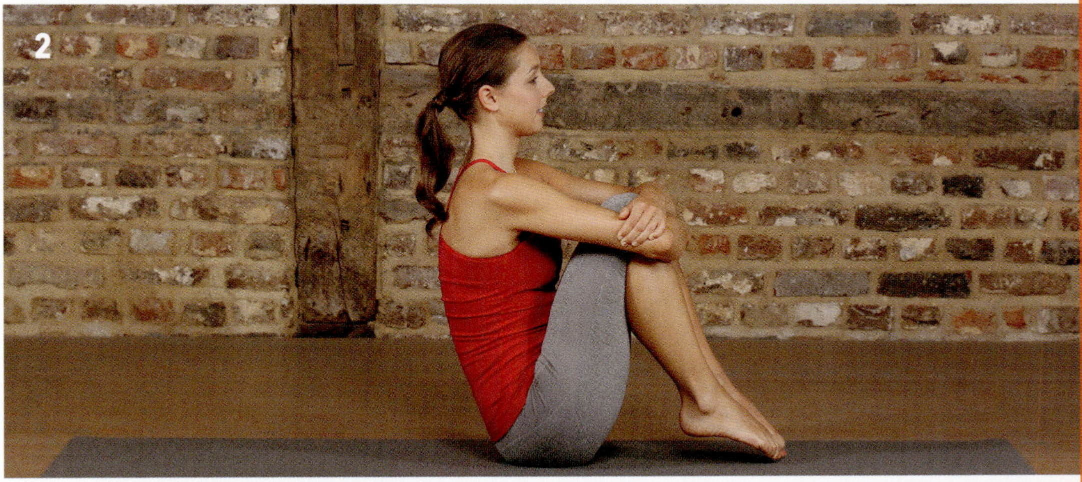

3

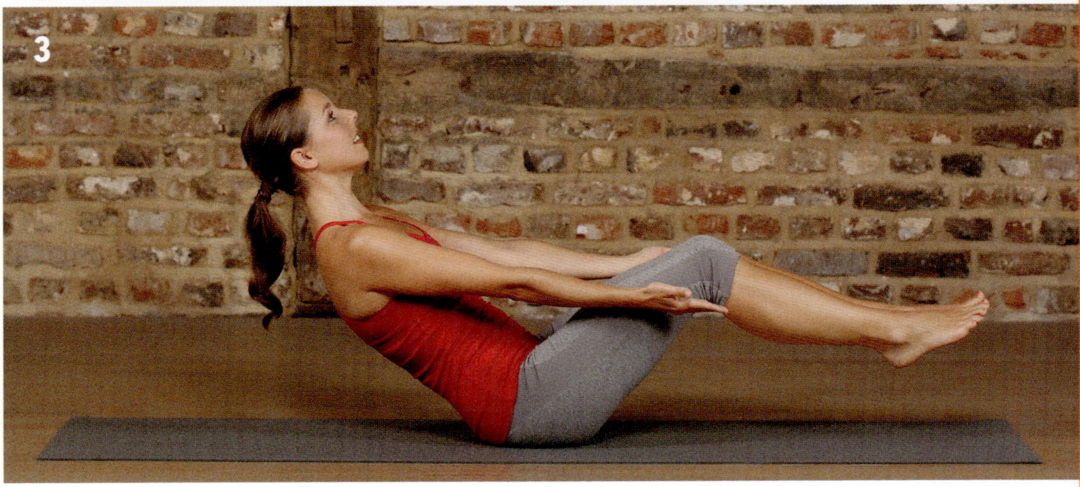

Roll over – Überrollen

Das Hochheben der Beine fordert Ihren Psoas besonders. Die Übung stärkt und dehnt Ihre gesamte Rumpfmuskulatur.

- Legen Sie sich mit angewinkelten Beinen auf den Rücken, die Arme mit den Handflächen nach unten neben dem Körper. Nehmen Sie Bauchspannung auf.
- Strecken Sie die Beine mit dem Ausatmen gerade in die Luft und atmen Sie dann ein. ▸ 1
- Mit dem Ausatmen kippen Sie das Becken, sodass sich Gesäß und Rücken vom Boden abrollen und die Beine über Ihrem Kopf in die Waagerechte kommen. Falls es Ihnen angenehm ist, können Sie mit den Füßen den Boden berühren. ▸ 2 Falls nicht, lassen Sie die Beine in der Waagerechten.
- Atmen Sie in der Überkopfposition ein und senken Sie mit dem Ausatmen die Beine langsam – ohne Schwung! – wieder ab.
- Wiederholen Sie das 2-mal. Wenn Ihre Beine beim letzten Mal über dem Kopf sind, öffnen Sie sie zur Grätsche. Auch hier gilt wieder: Wenn Sie die Übung wirklich gut und sicher beherrschen, dürfen die Füße dabei den Boden berühren. ▸ 3 Schließen Sie die Beine erst, wenn sie den halben Weg zum Boden zurückgelegt haben.

Variante für Fortgeschrittene

- Grätschen Sie Ihre Beine jedes Mal auf dem Rückweg zum Boden.

Wichtig: Ihr Gewicht soll auf den Schultern liegen, nicht auf dem Nacken. Sie sollen die Übung nicht mit Schwung, sondern mit kontrollierter Muskelkraft bewältigen.

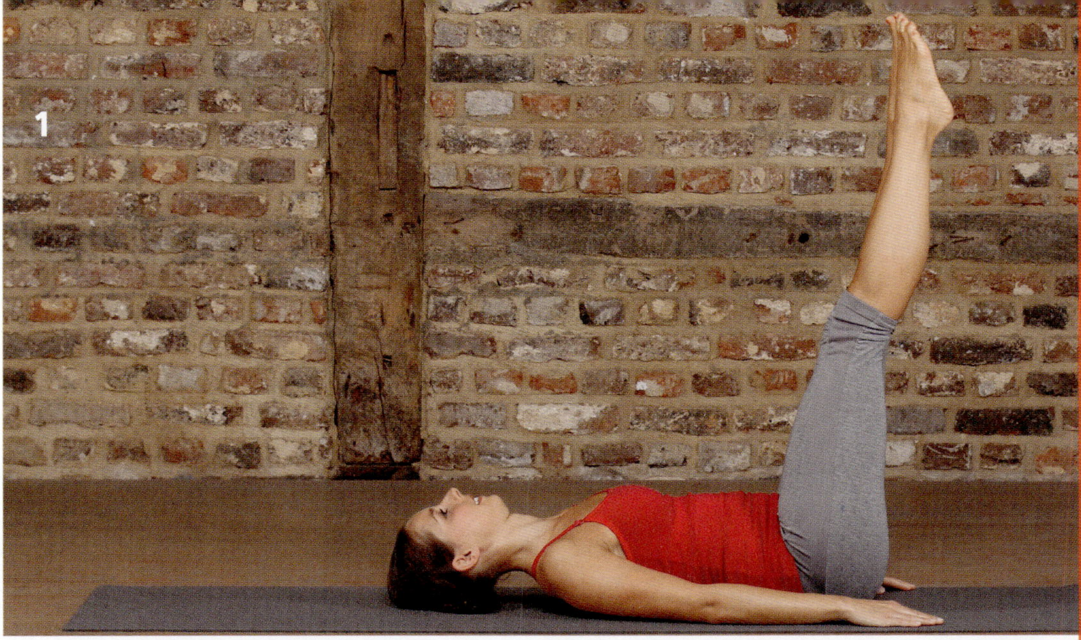
1

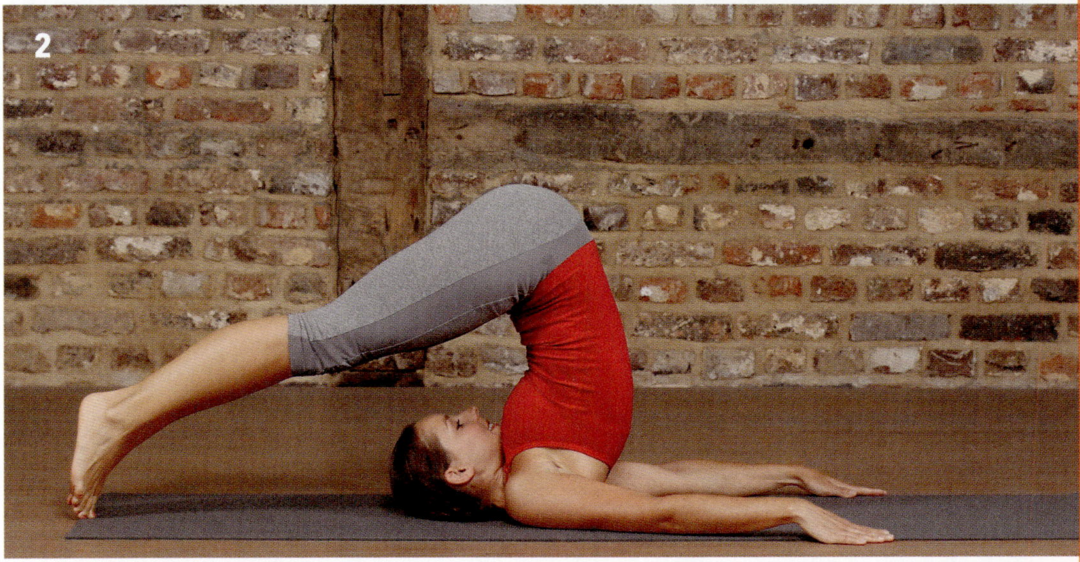
2

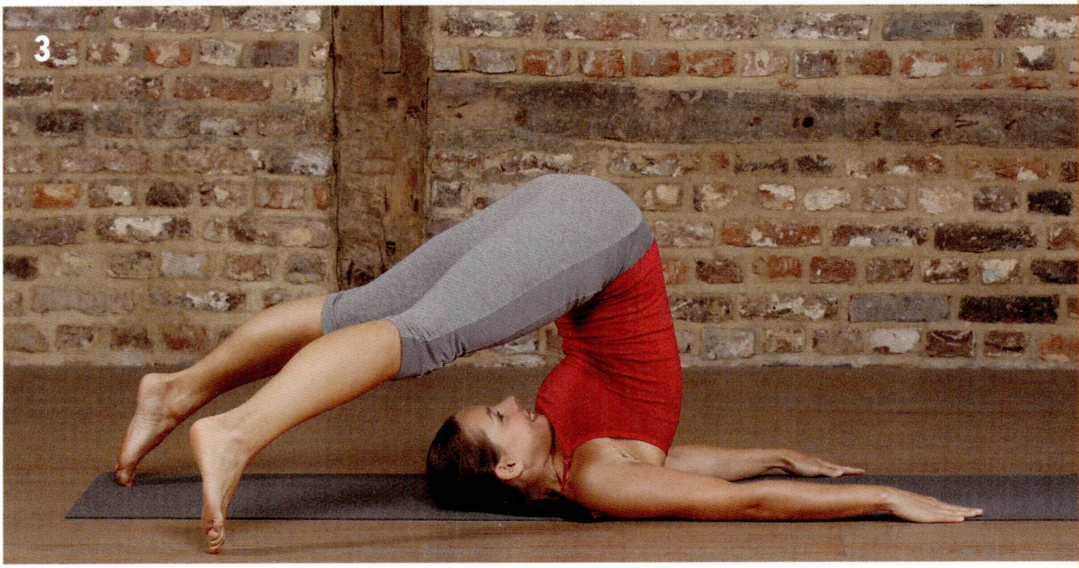
3

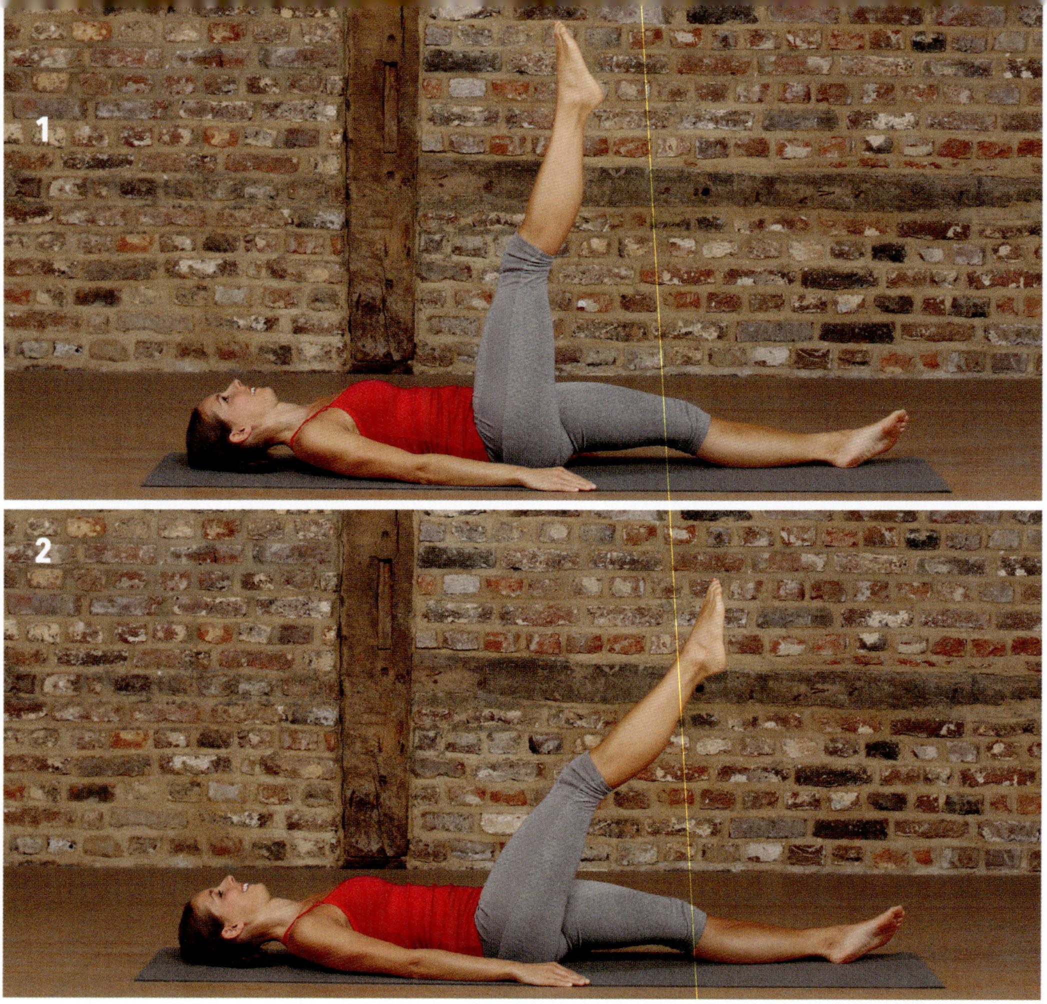

One Leg Circle – Kreisen mit einem Bein

Bei dieser Übung muss Ihr Psoas zusammen mit der Bauch- und Rückenmuskulatur viel Haltearbeit leisten, denn diese Muskelgruppen sorgen für Beweglichkeit der Beine in den Hüftgelenken unabhängig vom Rumpf, der sich hier möglichst nicht bewegen soll.

- Legen Sie sich mit gestreckten Beinen und Füßen auf den Rücken, die Arme neben dem Körper. Nehmen Sie Bauchspannung auf.
- Heben Sie ein Bein gestreckt senkrecht hoch, sodass die Zehen zur Decke zeigen, und zeichnen Sie dann mit dem Fuß einen möglichst großen Kreis in die Luft – unten fast bis zum Boden. ▶ **1–2** Beim Bewegen nach außen atmen Sie ein, beim Bewegen in Richtung Körpermitte aus.
- Kreisen Sie 5-mal in die eine und 5-mal in die andere Richtung.
- Wiederholen Sie die Übung mit dem anderen Bein.
- Spüren Sie nach, um wie viel länger sich Ihre Leiste und Ihre Beine nun anfühlen.

Wichtig: Die Übung sieht leichter aus, als sie ist. Das Becken darf sich möglichst nicht bewegen. Als Anfänger machen Sie kleine Kreise, als Fortgeschrittener immer größere.

Single Leg Stretch – Beinstrecken abwechselnd

Bei dieser Übung arbeiten Ihr rechter und Ihr linker Psoas abwechselnd, während Sie das jeweilige Bein strecken. Dabei darf es in der Leiste ziehen! Hüftbeuger und Bauchmuskeln arbeiten mit, um den Rumpf stabil zu halten.

- Legen Sie sich auf den Rücken und winkeln Sie beide Beine in Hüfte und Knie um 90 Grad an.
- Strecken Sie ein Bein schräg nach vorne aus, sodass die Ferse etwa 20 Zentimeter über dem Boden schwebt. Die gleichseitige Hand umfasst das Knie des anderen Beins, die andere Hand fasst dieses kurz über dem Fußgelenk. Die Füße sind ausgestreckt. ▸ 1
- Ziehen Sie beim Ausatmen das Knie aktiv mit den Händen zum Körper heran und lassen Sie das andere Bein lang ausgestreckt.
- Atmen Sie ein und wechseln Sie mit dem Ausatmen Beine und Hände – im Wechsel pro Seite insgesamt 5-mal.
- Fällt Ihnen das leicht, heben Sie zu Beginn Kopf, Hals und Schultern und halten diese Position während der ganzen Übung. ▸ 2
- Wenn Sie das gut beherrschen, wechseln Sie die Beine schneller hin und her – ohne Bewegung im Rumpf!

Wichtig: Der Rumpf bewegt sich nicht hin und her; arbeiten sollen nur Beine und Arme.

1

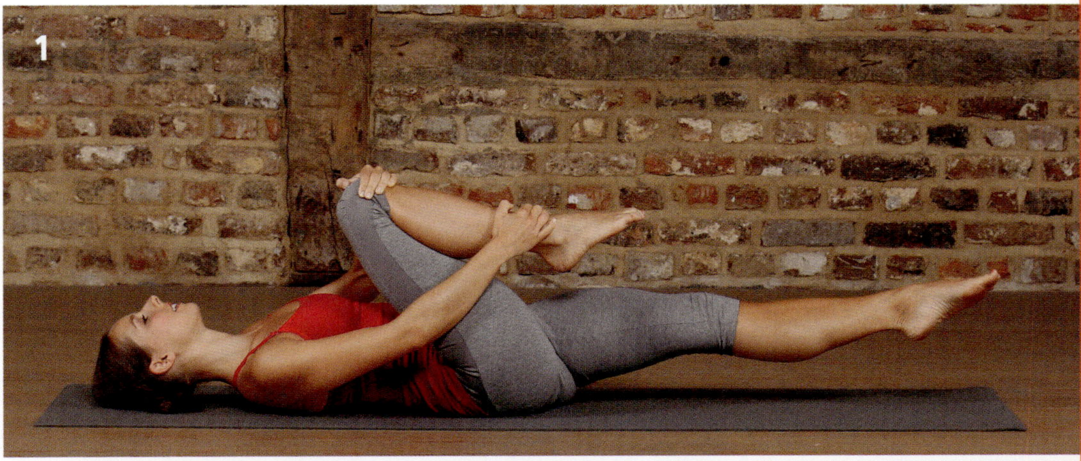

2

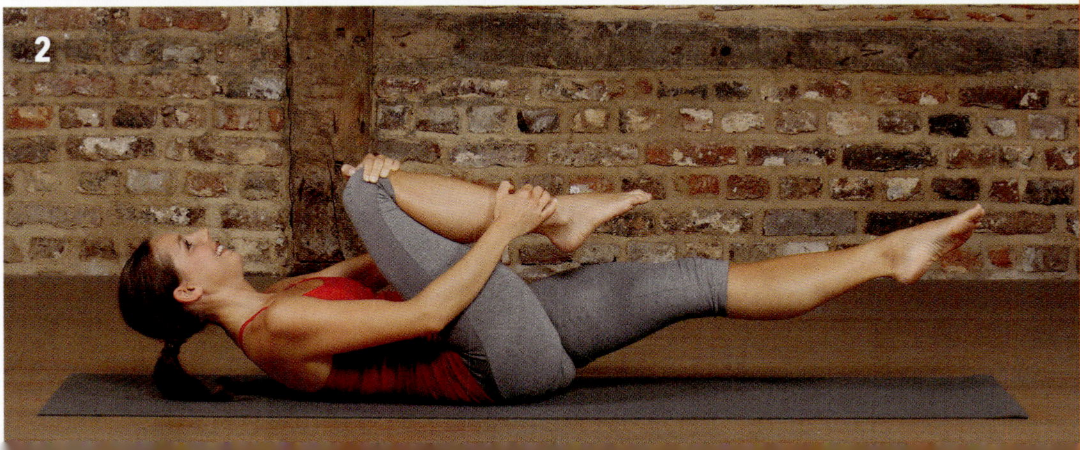

Side Kick

Sie arbeiten bei dieser Übung den Psoas in beide Richtungen. Beim Vorstrecken des Beins wird er gekräftigt, bei der Rückbewegung gedehnt. Außerdem sorgen Sie für bewegliche Hüftgelenke.

- Legen Sie sich lang gestreckt auf die Seite und legen Sie den Kopf auf den ausgestreckten unteren Arm. Das untere Bein ist leicht angewinkelt, sodass Gesäß und Fersen auf einer Achse liegen. Der obere Arm stützt Sie vor dem Bauch ab, die Füße sind angezogen.
- Nehmen Sie Bauchspannung auf und heben Sie das obere Bein gestreckt etwa hüfthoch in die Waagerechte. ▸ 1
- Atmen Sie ein, ziehen Sie die Zehen an und führen Sie das Bein angewinkelt nach vorne. ▸ 2
- Atmen Sie aus, strecken Sie die Zehen aus und führen Sie das Bein nach hinten. ▸ 3
- Beim Einatmen den Fuß wieder anwinkeln und nach vorne führen.
- Führen Sie die Übung 10-mal aus und wechseln Sie dann die Seite.

Wichtig: Bewegen soll sich nur das Bein im Hüftgelenk, alles andere bleibt ganz ruhig, was nur mit guter Bauchspannung klappt. Überprüfen Sie das, indem Sie Ihre obere Hand zwischendurch auf den Beckenkamm legen.

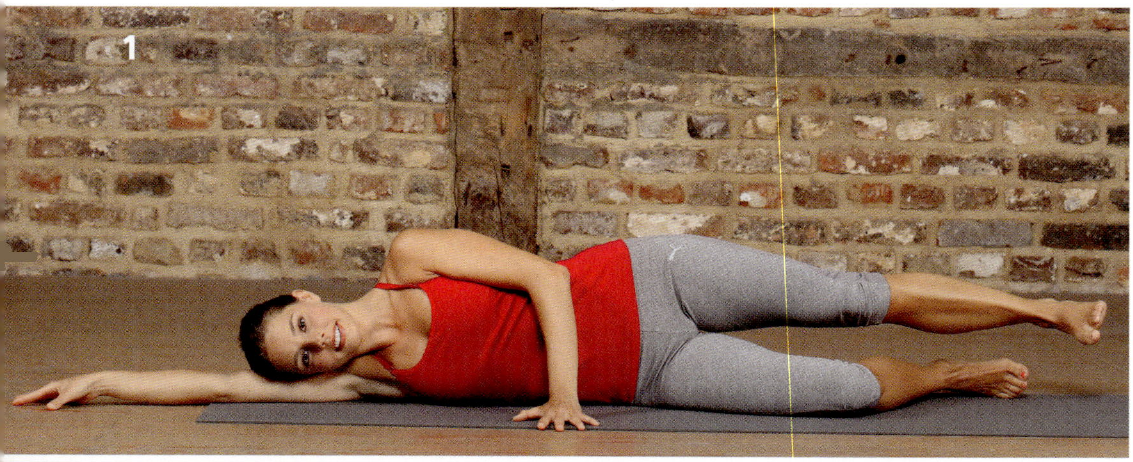

1

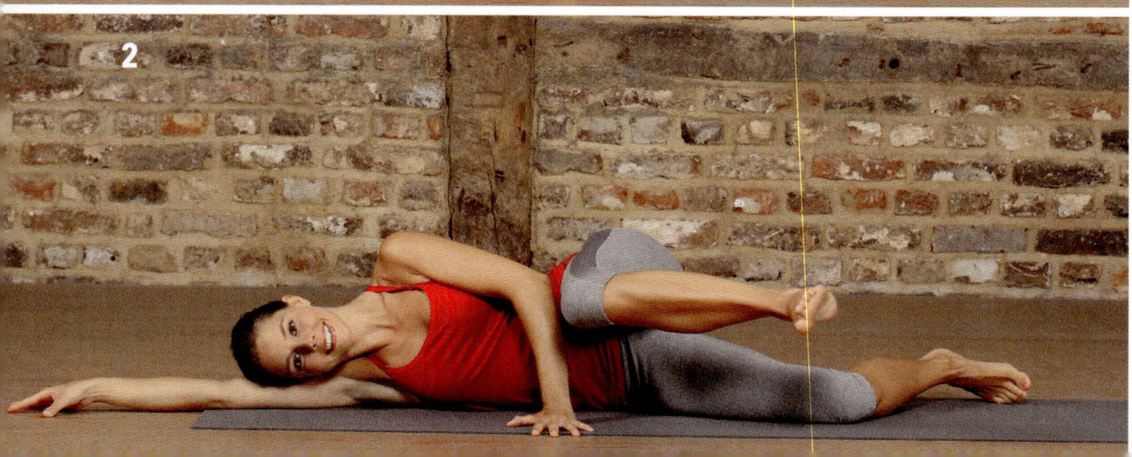

2

Varianten

Wenn Sie das Gleichgewicht nicht gut halten können, winkeln Sie das untere Bein um 90 Grad an.

Für Fortgeschrittene: Stützen Sie den unteren Unterarm auf und heben Sie die Rippen vom Boden ab. Lassen Sie die Schultern dabei unten, um nicht einzusinken. ▶ 4–5

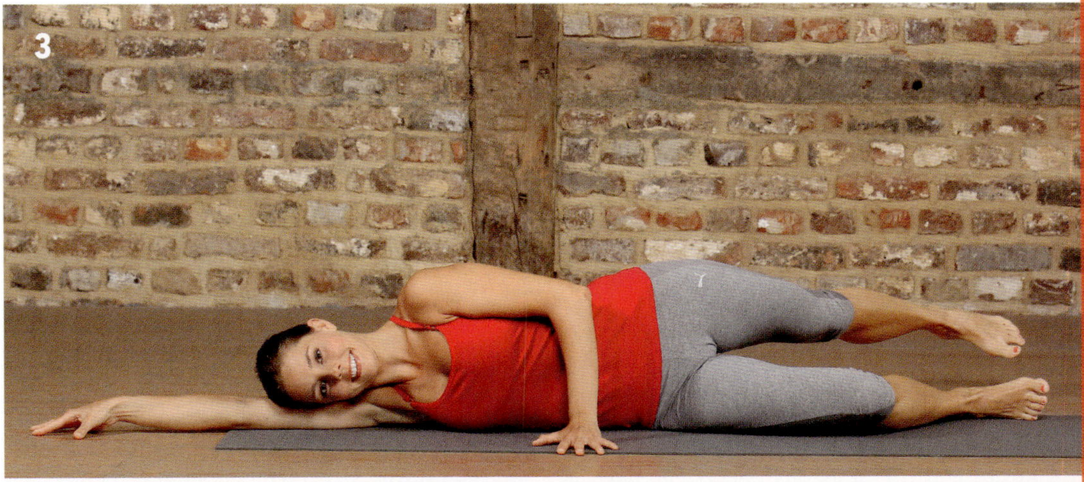

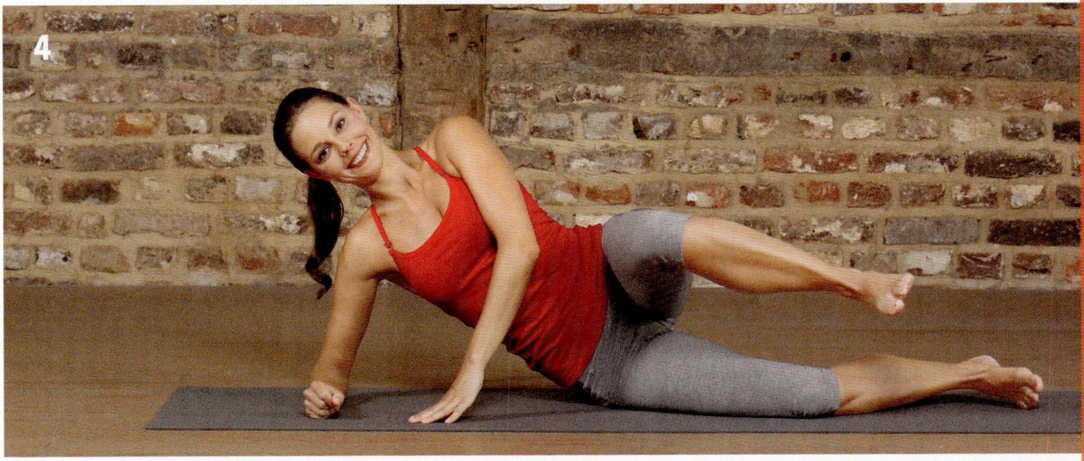

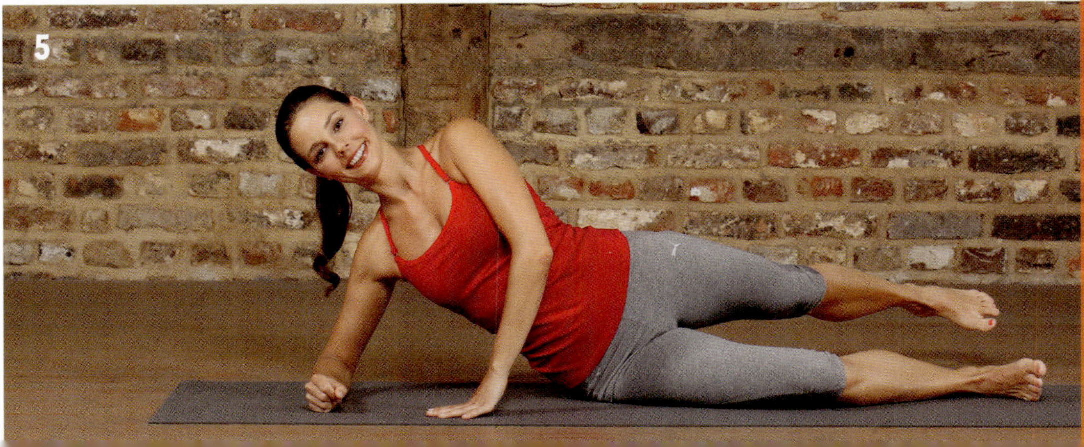

Spine Twist – Rumpfdrehen

Diese Drehung macht Ihre Wirbelsäule beweglich und trainiert die schrägen und die tief liegenden Rücken- und Bauchmuskeln. Wenn diese kräftig sind, unterstützen sie Ihren Psoas wirkungsvoll bei seiner Arbeit. In der Rücken- und Bauchmuskulatur sollten Sie beim Üben ein Ziehen spüren, nicht jedoch im hinteren Oberschenkel.

- Setzen Sie sich aufrecht hin, die Beine gestreckt und auf Mattenbreite geöffnet, die Füße angezogen.
- Heben Sie Ihre Arme mit gerade ausgestreckten Händen und Fingern seitlich auf Schulterhöhe an. ▶ 1
- Atmen Sie ein und drehen Sie mit dem Ausatmen Ihren Oberkörper so weit wie möglich zu einer Seite. Der Kopf dreht sich dabei mit. ▶ 2
- Mit dem nächsten Einatmen drehen Sie den Oberkörper zurück zur Mitte und mit dem Ausatmen zur anderen Seite.
- Drehen Sie sich zu beiden Seiten je 5-mal.

Wichtig: Das Becken wird nicht mitbewegt, sondern zeigt immer nach vorne. Der Rücken bleibt gerade und Sie knicken nirgendwo ein. Falls Sie nicht gut mit gestreckten Beinen sitzen können, winkeln Sie sie leicht an und setzen Sie die Füße auf.

Variante für Fortgeschrittene: Saw – Säge

Diese Kombination aus Drehung und Beugung hält Ihren Rücken noch wirkungsvoller beweglich.

- Sie setzen sich hin wie beim Spine Twist, Armhaltung wie dort.
- Drehen Sie sich mit dem Einatmen zur rechten Seite.
- Beim Ausatmen beugen Sie Ihren Oberkörper langsam aus der Taille so weit nach vorne, dass Ihre linke Hand die Außenseite Ihres rechten Fußes berührt. Der rechte Arm bleibt die ganze Zeit nach hinten gestreckt und Sie schauen zu Ihrer hinteren Hand. ▶ 3

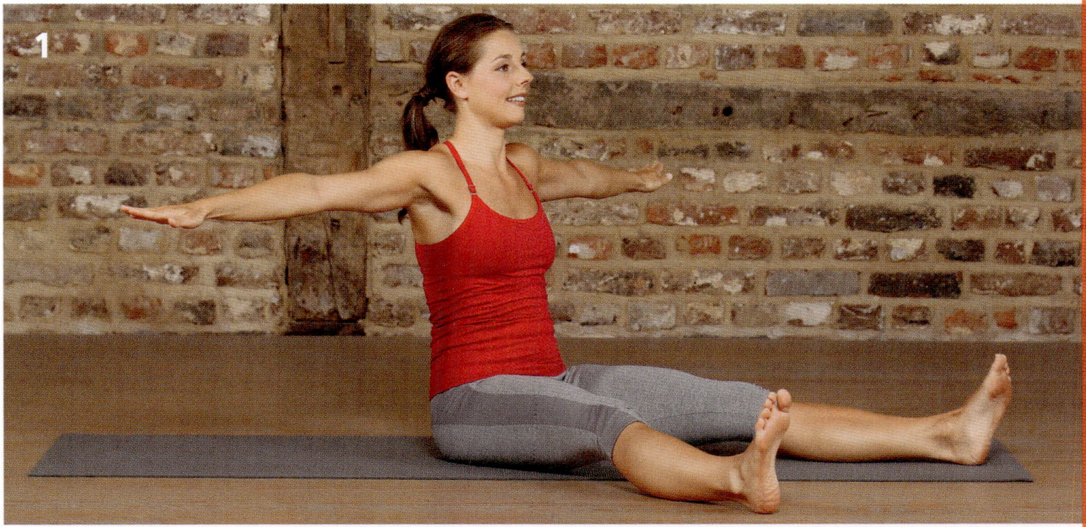
1

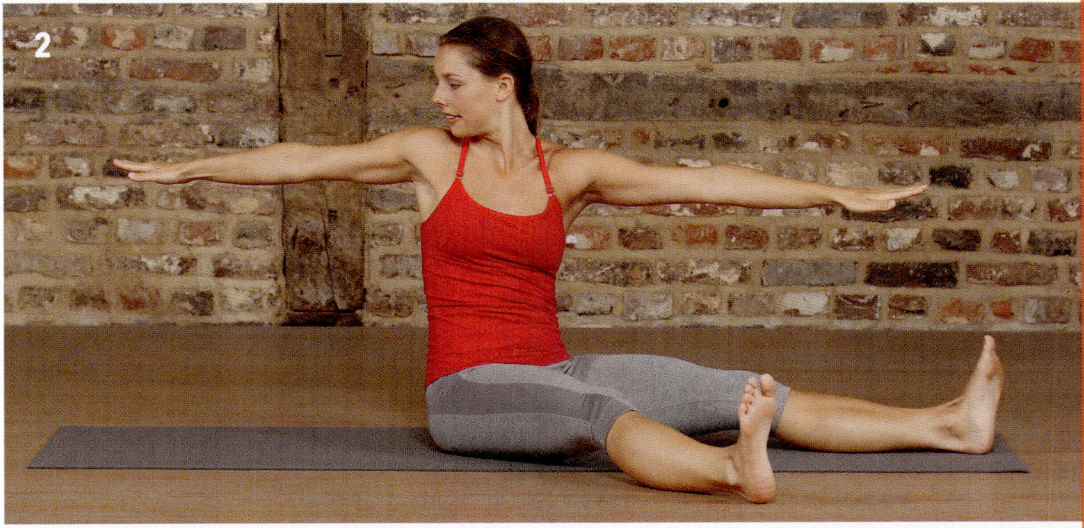
2

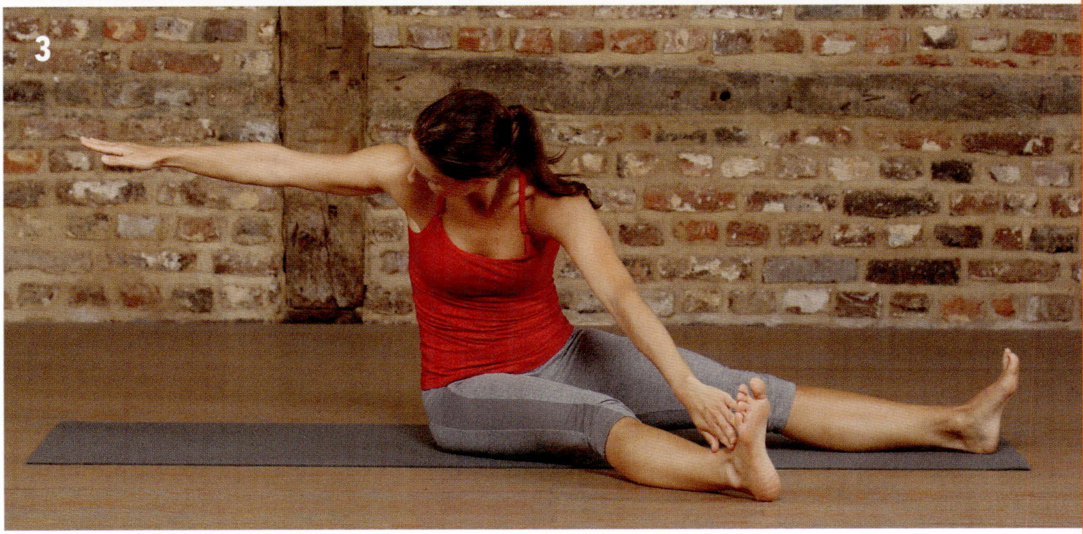
3

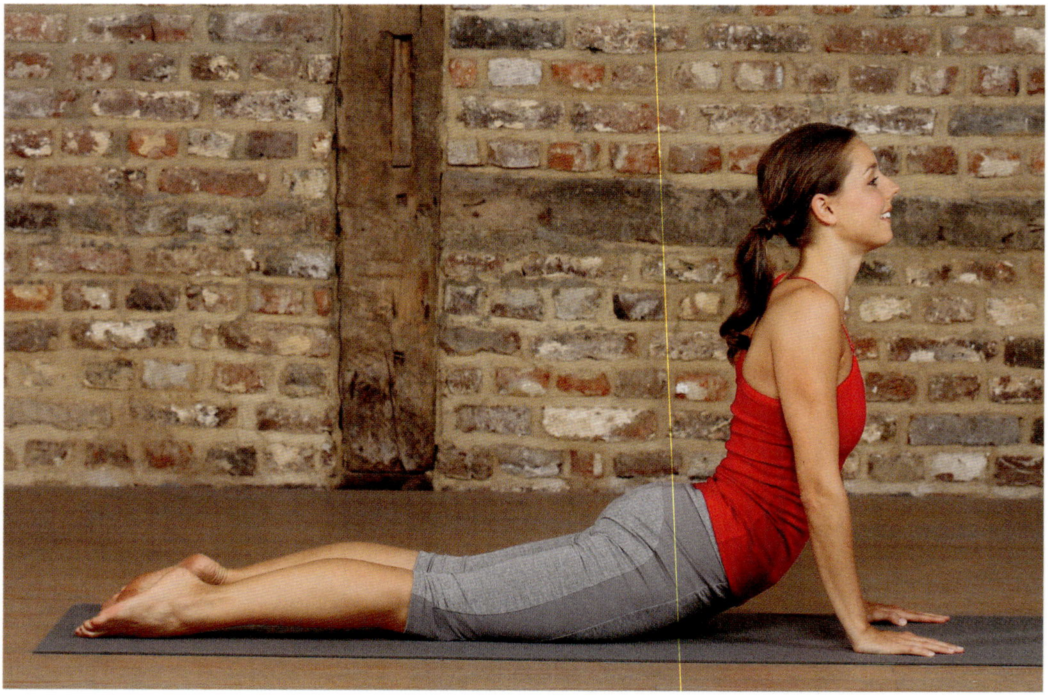

Schwan

Mit dieser Übung setzen Sie Ihren ganzen Körper unter Spannung, »öffnen« Ihren Brustkorb und sorgen für Beweglichkeit in der Wirbelsäule. Die Streckung der vorderen Körperseite zieht Ihren Psoas in die Länge.

- Legen Sie sich auf den Bauch, die Beine und Füße gestreckt, die Stirn auf dem Boden, die Handflächen direkt neben den Schultern aufgelegt.
- Spannen Sie die Bauchmuskeln an. Atmen Sie ein und rollen Sie sich mit dem Ausatmen aus Ihren Bauchmuskeln und mithilfe der Hände hoch, bis die Arme gestreckt sind.
- Atmen Sie einmal durch, bevor Sie beim Ausatmen langsam und kontrolliert in die Ausgangsstellung zurückkommen.
- Führen Sie die Übung 5-mal aus.

Wichtig: Es geht nicht darum, sich mit Schwung hochzustemmen, sondern die tiefe Muskulatur zu aktivieren und langsam und kontrolliert in die Kurve hinein- und wieder herauszukommen. Die Schultern bleiben die ganze Zeit über unten, werden also nicht zu den Ohren hochgezogen.

Swimming – Schwimmen

Mit dieser Übung kräftigen Sie Ihre Gesäß- sowie Ihre unteren und tiefen Rückenmuskeln. Mit dem Anheben der Beine dehnen Sie den Psoas. Außerdem kräftigen Sie Ihre Arm- und Schultermuskulatur.

- Legen Sie sich auf den Bauch, die Beine und Füße gestreckt, die Füße etwa hüftbreit auseinander. Die Arme strecken Sie lang nach vorne aus.
- Atmen Sie ein, spannen Sie mit dem Ausatmen Ihre Bauch- und Pomuskulatur sowie Ihre Muskeln in Armen und Beinen an. Heben Sie den Kopf sowie die Arme und Beine etwa 15 Zentimeter vom Boden ab.
- Heben Sie jetzt zugleich ein Bein und den Arm der anderen Seite kontrolliert an und senken Sie beides ebenso kontrolliert ab, ohne den Boden zu berühren.
- Dann heben Sie das andere Bein und den gegenüberliegenden Arm.
- Tun Sie das jeweils 15-mal im Wechsel.
- Als Einsteiger bewegen Sie sich langsam, damit Sie die Spannung im Rumpf halten können. Je schneller Sie »schwimmen«, desto schwieriger wird die Übung.

Wichtig: Bewegen sollen sich nur die Arme und Beine; der Rumpf darf nicht hin- und herschaukeln. Schultern nicht hochziehen.

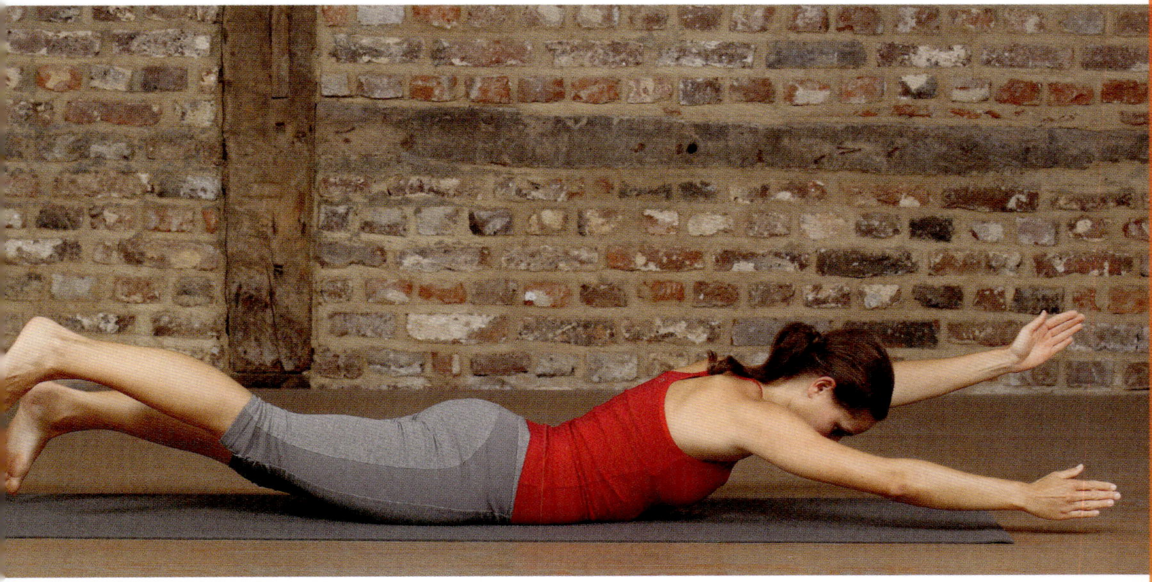

Yoga

Es gibt wohl kaum eine andere Bewegungsschule, die eine derart lange Tradition hat und über mindestens zwei Jahrtausende so ausgefeilt wurde wie Yoga, das seit 2016 von der UNESCO sogar als immaterielles Weltkulturerbe anerkannt wurde. Dabei geht es im Yoga ursprünglich um viel mehr als nur um Bewegung, sondern um den Weg zur Gotteserkenntnis, also Erleuchtung, durch die Vervollkommnung des Geistes mithilfe von Meditation sowie Atem- und Körperübungen. Yoga ist ein philosophisch-religiöses System, in dem die Bewegungsübungen, die sogenannten Asanas, nur der besseren Schulung des Geistes dienen. Es stammt aus Indien und hat sich dort im Laufe der Zeit in ganz unterschiedliche Richtungen aufgefächert. Bis heute spielt Yoga eine wichtige Rolle in der indischen Gesellschaft und wird dort von sehr vielen Menschen praktiziert.

Bei uns im Westen sind in erster Linie die Yogaformen beliebt, die den Schwerpunkt auf die Bewegung legen, Meditation und Atmung aber nicht außen vor lassen. Am bekanntesten und verbreitetsten ist das Hatha-Yoga. 2014 praktizierten laut einer Studie des Berufsverbands der Yogalehrenden in Deutschland e. V. (BDY) 3,3 Prozent der Deutschen regelmäßig Yoga, genauer 6 Prozent der Frauen und 1 Prozent der Männer. Das Ziel der meisten Yogatreibenden ist die Verbesserung des körperlichen Befindens, beispielsweise die Besserung von Rückenleiden, dicht gefolgt vom Erlangen innerer Ruhe, besserer Bewältigung von Stress sowie höherer geistiger Leistungsfähigkeit.

Dass Yoga all das und noch viel mehr Positives für Gesundheit und Wohlbefinden bewirken kann, ist gründlich wissenschaftlich erforscht worden. Es gibt also genügend Gründe, es mit Yoga zu probieren. Sie haben damit ein wirkungsvolles Mittel gegen Stress und erreichen nicht nur die Kräftigung und bessere Beweglichkeit des Psoas, sondern Ihres gesamten Körpers. Am besten erlernen Sie Yoga bei einem kompetenten Lehrer, den Sie über den BDY unter **www.yoga.de/yogalehrerin-finden/** suchen können. Bei komplizierten Übungen sollten Sie sich von ihm gut anleiten und korrigieren lassen, damit Sie optimal davon profitieren. Mit den folgenden einfachen Übungen können Sie aber schon einmal ins Yoga hineinschnuppern und gleichzeitig etwas für Ihren Psoas tun.

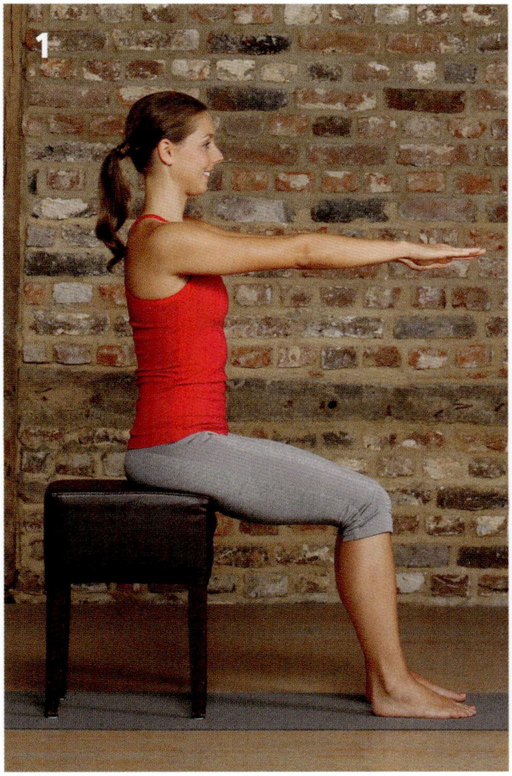

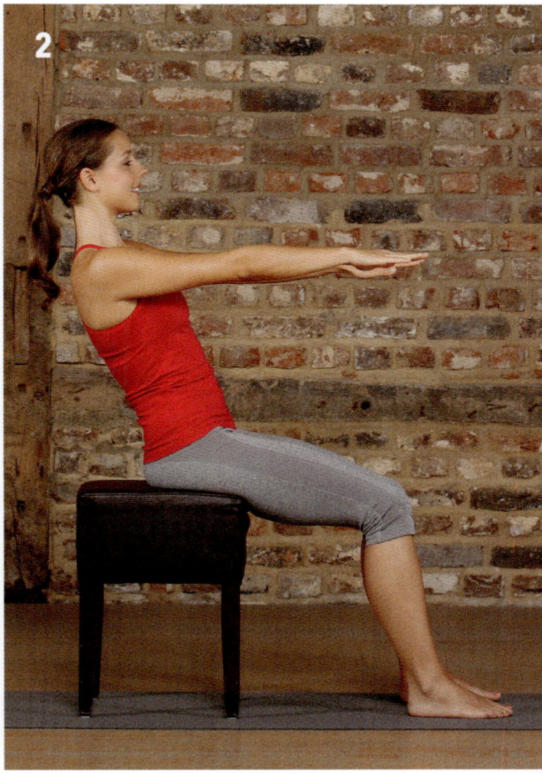

Vorübung für das Boot – Navasana

Mit dieser Übung stärken Sie Ihren Psoas, denn er verhindert, dass Sie mit dem Oberkörper zu weit zurückkippen. Diese Übung eignet sich auch gut fürs Büro.

- Setzen Sie sich mit geradem Rücken auf die vordere Hälfte der Sitzfläche eines Stuhls und strecken Sie Ihre Arme nach vorne in Schulterhöhe aus. ▸ 1
- Lehnen Sie aus der Hüfte heraus den geraden Oberkörper zurück in Richtung Lehne, aber ohne diese mit dem Rücken zu berühren. Die Brust heben Sie dabei ein wenig an. ▸ 2
- Atmen Sie in dieser Position 8-mal ein und aus (30 bis 45 Sekunden) und richten Sie dann den Oberkörper langsam wieder auf.
- Führen Sie die Übung insgesamt 10-mal aus.

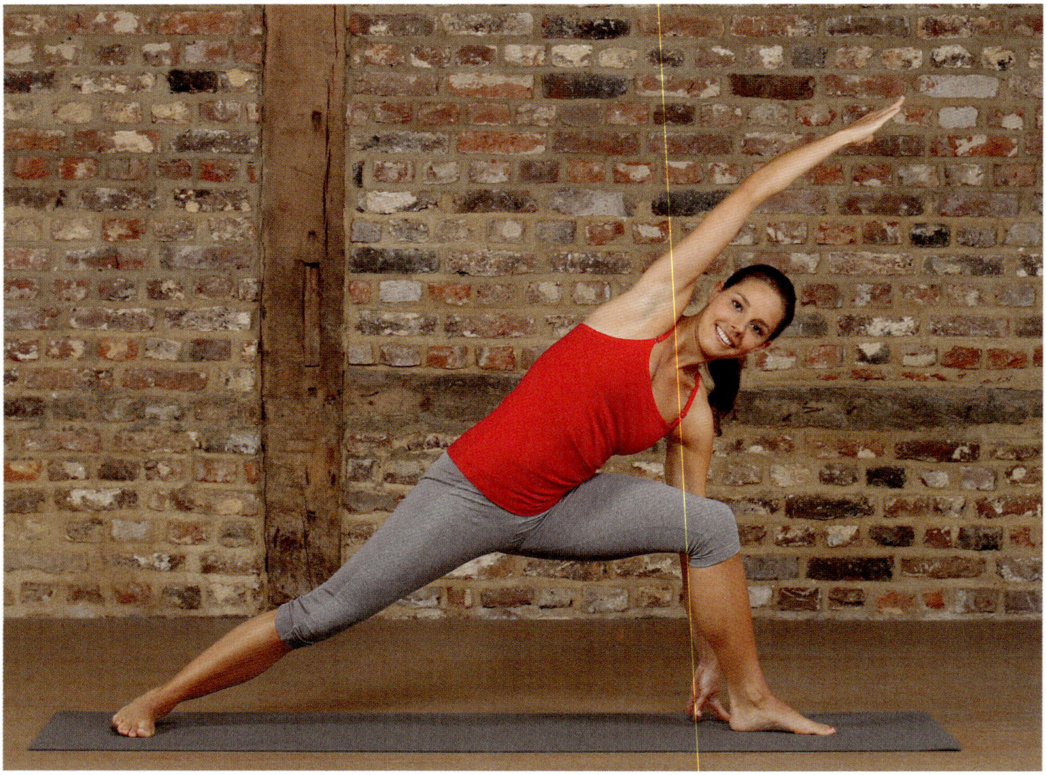

Seitliche Diagonale – Utthita Parsvakonasana

Bei dieser Übung kippt der Psoas das Becken nach vorne, während der große Gesäßmuskel *(Glutaeus maximus)* es nach hinten zieht. Zum Ausbalancieren müssen beide kräftig genug sein. Außerdem dehnen Sie die seitlichen Rumpfmuskeln und trainieren die Muskulatur im Oberschenkel.

- Stellen Sie sich aufrecht hin. Grätschen Sie die Beine, bis Sie ein Ziehen in den inneren Oberschenkeln spüren, und strecken Sie die Arme in Schulterhöhe seitlich aus.
- Drehen Sie den linken Fuß 90 Grad nach außen und den rechten leicht nach innen.
- Beugen Sie das linke Bein und setzen Sie die linke Hand hinter dem linken Fuß auf den Boden.
- Jetzt strecken Sie den rechten Arm über Ihren Kopf, sodass Ihre gesamte rechte Seite eine Diagonale bildet.
- Atmen Sie in dieser Position 8-mal ein und aus (30 bis 45 Sekunden), bevor Sie sie langsam auflösen und auf der anderen Seite wiederholen.
- Trainieren Sie beide Seiten je 3-mal.

Krieger I – Virabhadrasana

Diese Übung dehnt den Psoas und kräftigt die Oberschenkel- sowie die Bauchmuskeln. Sie eignet sich als Einstieg in den Tag, denn sie weckt Ihre Energie.

- Stellen Sie sich aufrecht hin. Machen Sie einen großen Ausfallschritt und drehen Sie die hintere Ferse so nach innen, dass sie auf einer Linie mit der vorderen steht. Schultern und Becken sind nach vorne gerichtet.
- Strecken Sie die Arme nach oben, die Handflächen nach innen gerichtet.
- Beugen Sie das vordere Bein, bis sich das Knie senkrecht über der Fußspitze befindet.
- Lehnen Sie den Kopf leicht zurück und schauen Sie hinauf in Ihre Hände. ▸ 1
- Atmen Sie in dieser Position 8-mal ein und aus (30 bis 45 Sekunden). Dann legen Sie Ihre Hände auf das Becken und setzen den hinteren Fuß neben den vorderen. Atmen Sie durch und wechseln Sie auf die andere Seite.
- Machen Sie die Übung 2- bis 3-mal je Seite.

Wichtig: Die Schultern nicht hochziehen und den Rücken nicht ins Hohlkreuz fallen lassen.

Variante: Krieger II

- Machen Sie den Ausfallschritt, drehen Schultern und Becken jedoch zur Seite.
- Heben Sie die Arme auf Schulterhöhe an, sodass sie nach vorne und hinten zielen. Die Handflächen weisen nach unten, der Blick ist nach vorne gerichtet.
- Winkeln Sie das vordere Bein stärker an, bis sich das Knie senkrecht über der Fußspitze befindet. Atmen Sie in dieser Position 8-mal ein und aus (30 bis 45 Sekunden). ▸ 2
- Machen Sie die Übung 2- bis 3-mal je Seite.

1

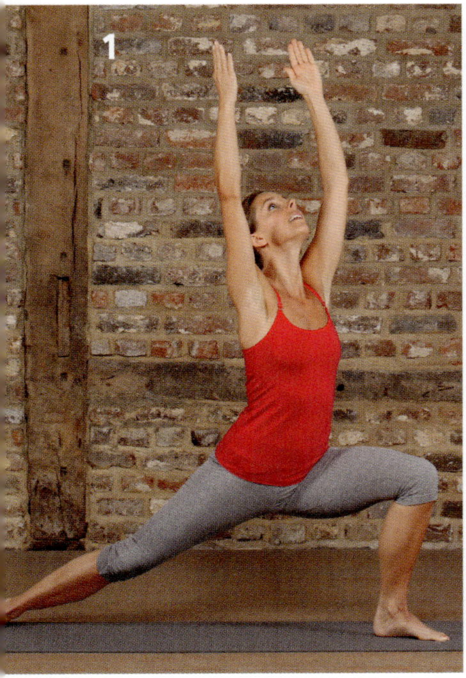

2

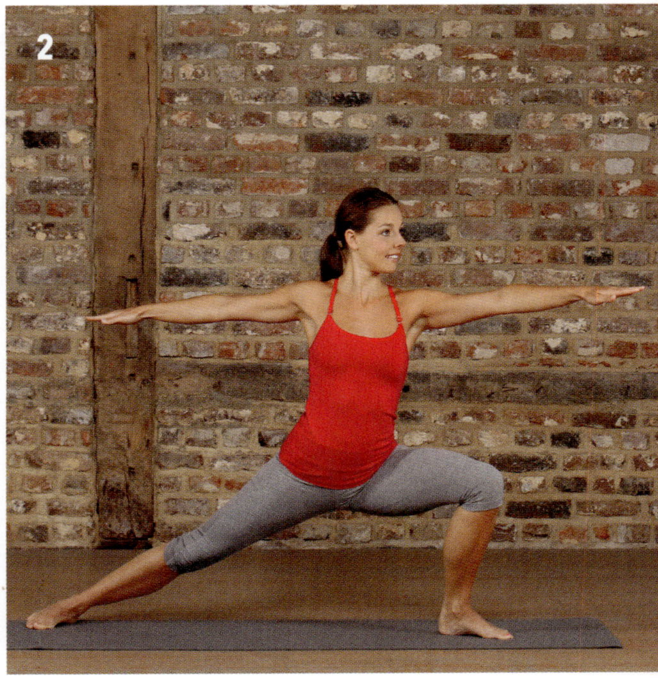

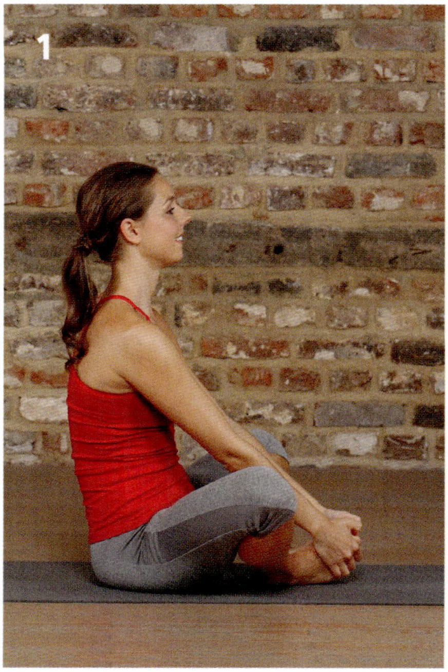

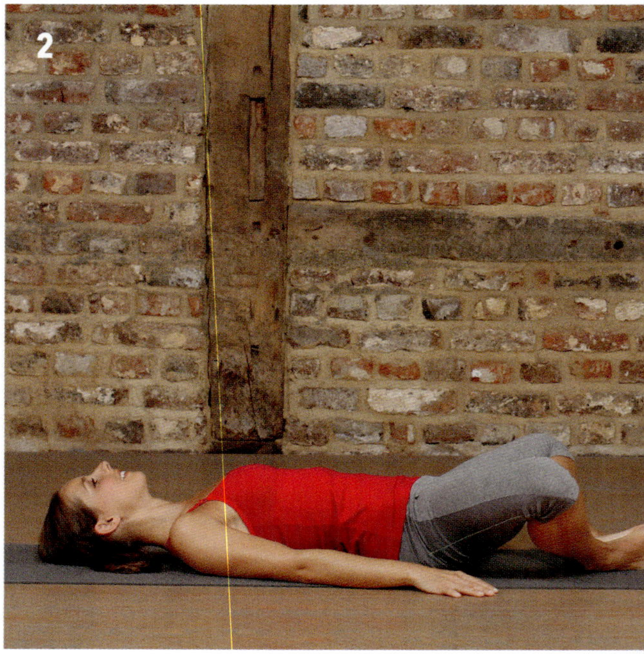

Schmetterling – Bhadrasana

Mit dieser Übung ziehen Sie Ihren Psoas in die Länge und werden in der Hüfte flexibler.

- Setzen Sie sich aufrecht hin.
- Winkeln Sie beide Beine an und legen Sie die Fußsohlen aneinander.
- Ziehen Sie die Füße so weit wie möglich in Richtung Schritt an den Körper heran. ▸ 1
- Drücken Sie mit Ihren Unterarmen vorsichtig die Knie in Richtung Boden.
- Halten Sie die Position 30 bis 60 Sekunden lang. Versuchen Sie, mit jedem Ausatmen Ihre Knie weiter zum Boden zu bringen.

Varianten

- Legen Sie sich aus der Sitzposition ganz nach hinten auf den Rücken, um den Psoas noch mehr zu dehnen. ▸ 2

Herabschauender Hund – Adho Mukha Svanasana

Diese Übung dehnt die gesamte Rückseite des Körpers. Der Psoas stabilisiert die Halteposition zwischen Ober- und Unterkörper und wird in der Variante mit nach hinten gestrecktem Bein auch noch aktiv gedehnt.

- Gehen Sie in den Vierfüßlerstand: Stützen Sie sich bei geradem Rücken gleichmäßig auf Ihre Knie und Hände, die Knie senkrecht unterhalb des Beckens, die Hände senkrecht unterhalb der Schultern. ▸ 1
- Stellen Sie die Füße mit den Zehenspitzen auf, bewegen Sie Ihre Hände ein wenig nach vorne, strecken Sie die Arme und die Beine und schieben Sie Ihr Gesäß hoch Richtung Decke, sodass die Beine mit dem Oberkörper plus Armen ein umgedrehtes V bilden. ▸ 2
- Finger und Füße drücken in den Boden, sodass Sie eine Dehnung in der gesamten Körperrückseite spüren. Bleiben Sie 30 bis 60 Sekunden lang in dieser Haltung; wenn es Ihnen angenehm ist, auch länger.
- Je geübter Sie sind, desto besser können Sie die Fußsohlen bis zur Ferse auf dem Boden halten. Dann können Sie die Beine aus dieser Position abwechselnd anheben, in eine Diagonale nach hinten oben ausstrecken und den Psoas dehnen. ▸ 3

Wichtig: Schieben Sie das Gewicht zum Anheben des Beckens eher nach hinten in Richtung der Füße und halten Sie den Kopf genau zwischen den Armen. Bei funktionell verkürzten hinteren Oberschenkelmuskeln können die Beine leicht gebeugt bleiben.

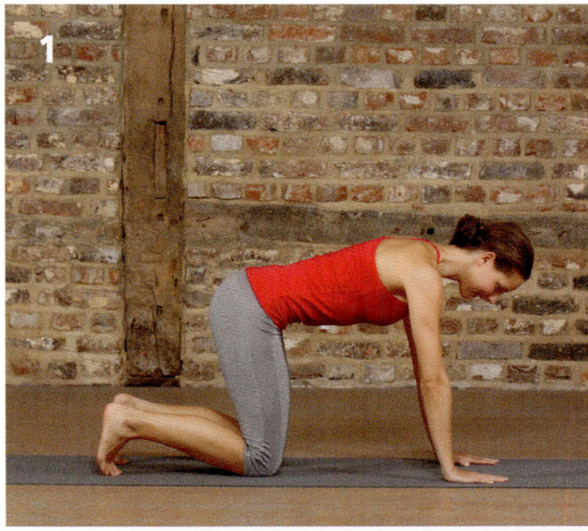
1

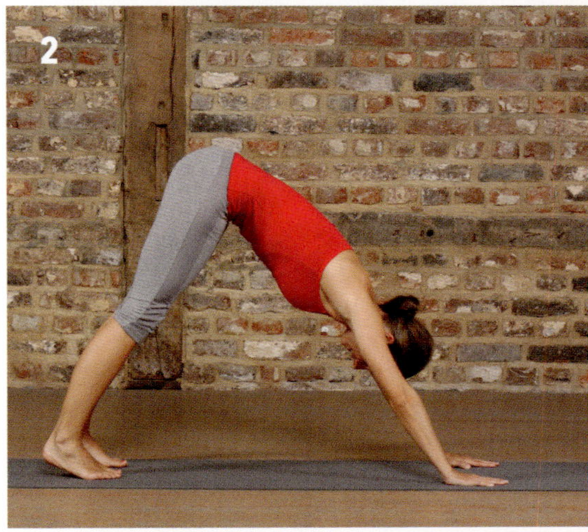
2

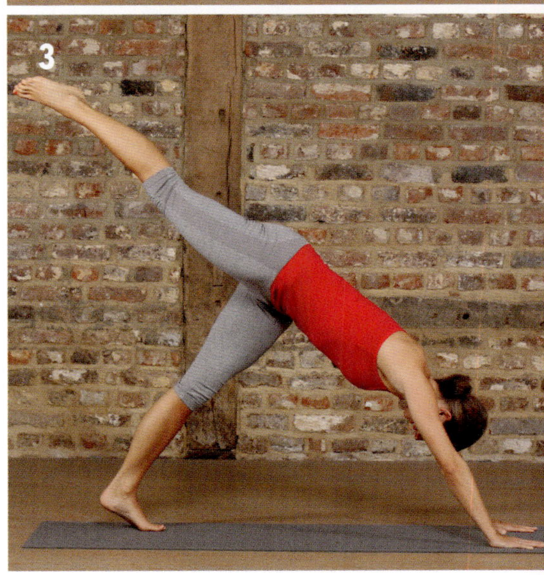
3

So profitieren Sie von Ausdauersport

Laufen, Radfahren, Schwimmen, Walking oder Nordic Walking, Inlineskaten, Skilanglauf … Wenn Sie regelmäßig eine Ausdauersportart betreiben, erhöhen Sie Ihre Belastbarkeit insgesamt, sodass Sie körperlich weniger schnell ermüden. Sie beugen nachhaltig Erkrankungen des Herz-Kreislauf-Systems wie Bluthochdruck, Herzinfarkt und Schlaganfall sowie Stoffwechselkrankheiten wie Diabetes vor. Außerdem stärken Sie Ihr Immunsystem und bauen beim Sport Stress ab. Aktuelle Studien der Universität Freiburg haben sogar umfassend bewiesen, dass schon sehr moderater regelmäßiger Ausdauersport die Zellalterung verlangsamt, weil er die sogenannte Telomerase stimuliert, wodurch die Körperzellen viel länger funktionstüchtig und stabil bleiben.

Joggen

Laufen ist einfach und ohne großen Aufwand fast in jeder Umgebung durchzuführen. Was Sie dafür brauchen, sind letzten Endes nur gute Schuhe. Es ist sicher auch deshalb sehr beliebt und verbreitet. Vor allem aber ist Laufen von unschätzbarem Wert für Gesundheit und Wohlbefinden – genau wie die beiden anderen Ausdauersportarten Radfahren und Schwimmen. Wenn Sie also gerne laufen, ist das ganz wunderbar! Sie sollten auf jeden Fall dabei bleiben, aber Ihrem Körper zusätzlich ein paar Kraftübungen gönnen, einige davon für den Psoas.
Besonders wenn Sie häufig und vielleicht auch lange Strecken laufen, braucht Ihr Lenden-Darmbein-Muskel Unterstützung. Er arbeitet bei jedem Anheben und Vorschwingen des Beins und zieht sich dabei zusammen. Beim Abdrücken dehnt er sich zwar, aber verglichen mit der Kontraktion ist das Dehnen viel zu flüchtig. Außerdem ist diese Dehnung nur bei hohen Geschwindigkeiten wirklich ausgeprägt – und die wollen und sollen Sie gar nicht laufen. Ihr Läufer-Psoas profitiert also in jedem Fall schon sehr von den ab S. 51 vorgestellten Dehnübungen.
Damit beim Abdrücken die Streckung der Hüfte – von der Ihr Psoas profitiert – gut funktioniert, ist eine kräftige Muskulatur in den hinteren Oberschenkeln und im Gesäß notwendig. Mit den folgenden Übungen stärken Sie diese Muskeln und können sich damit noch besser abdrücken. Eine starke Beinmuskulatur hilft außerdem auch, den Stoß beim Aufsetzen besser abzufangen. Das schont die Gelenke und erhöht Ihre Trittsicherheit.

Bulgarische Kniebeuge

Diese Übung dehnt den Psoas und den Oberschenkel des jeweils hinteren Beins, während sie die des vorderen kräftigt.

- Stellen Sie sich aufrecht vor einen Stuhl, den Rücken anderthalb Schritte von diesem entfernt. Legen Sie einen Fuß hinter sich mit dem Spann auf die Sitzfläche. ▸ 1
- Strecken Sie die Arme in Schulterhöhe parallel nach vorne, die Handflächen nach unten.
- Beugen Sie das vordere Knie möglichst weit, bis das hintere fast den Boden berührt. ▸ 2
- Dann strecken Sie das vordere Bein wieder.
- Führen Sie die Übung 8- bis 10-mal aus, bevor Sie die Seite wechseln.

Wichtig: Stützen Sie sich nicht mit dem Fuß auf den Stuhl. Er dient nur als Hilfe für eine bessere Stabilität und Koordination.

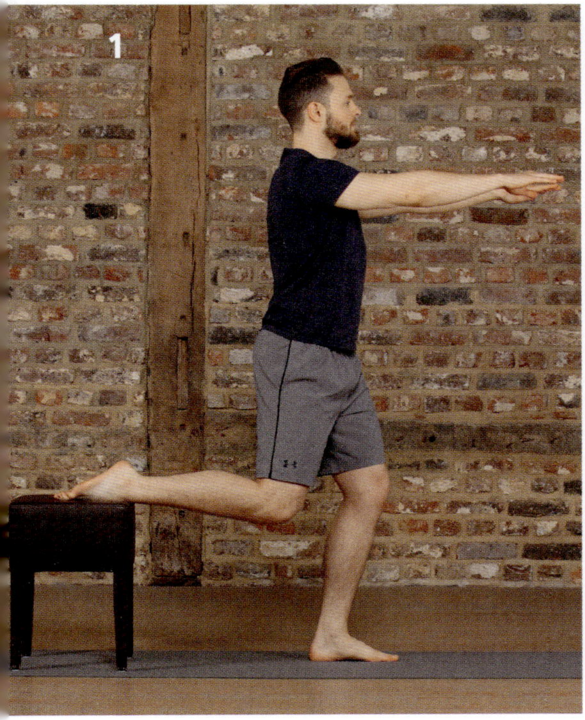

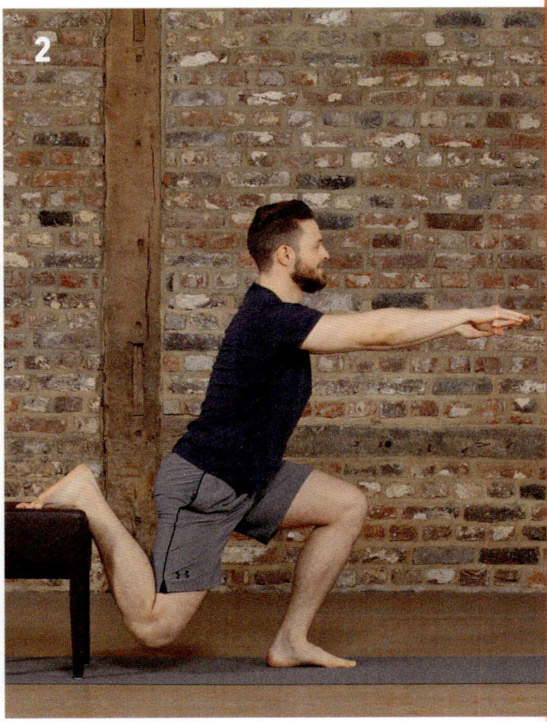

Zweibeinlift

Mit dieser Übung dehnen Sie den Psoas und stärken die Gesäß- und Beinmuskeln.

- Legen Sie sich auf den Bauch, verschränken Sie die Hände und legen Sie die Stirn darauf.
- Winkeln Sie die Unterschenkel senkrecht nach oben an. ▸ 1
- Lassen Sie die Beine in dieser Position und heben Sie die Knie leicht vom Boden ab. ▸ 2
- Halten Sie die Stellung 5 bis 10 Sekunden.
- Senken Sie dann die Oberschenkel langsam wieder ab, aber nicht ganz bis zum Boden.
- Heben Sie die Beine insgesamt 10-mal an, bevor Sie sie komplett ablegen und die Übung beenden.

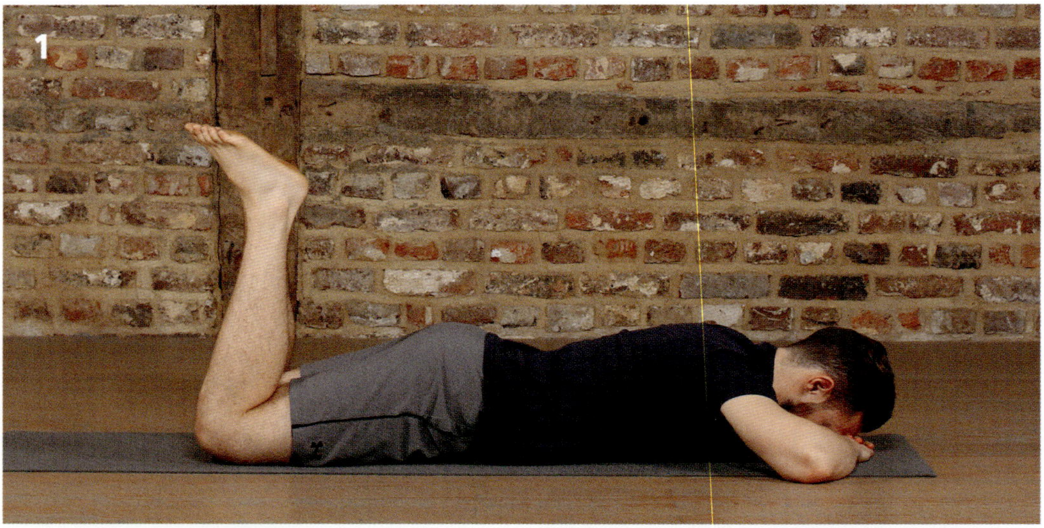

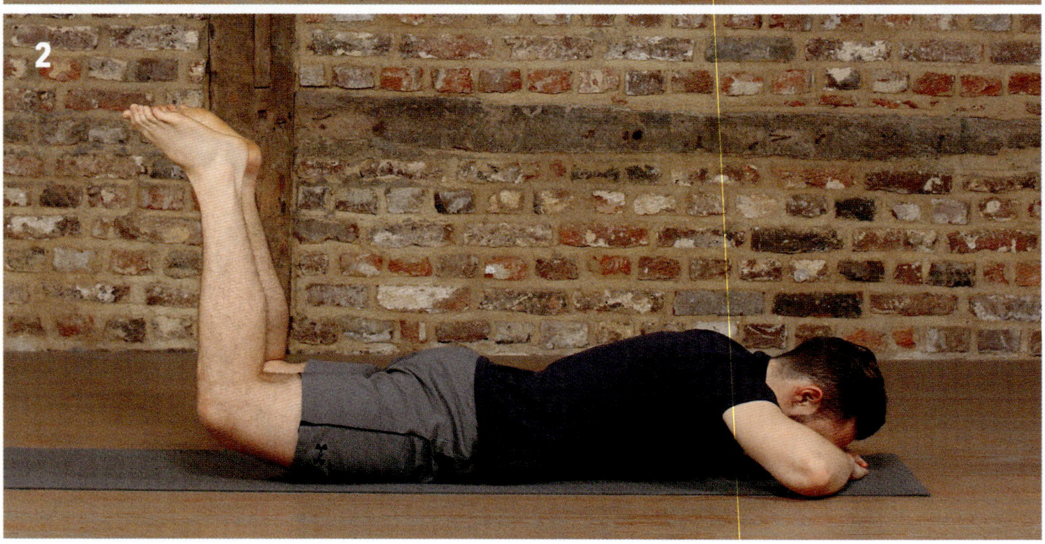

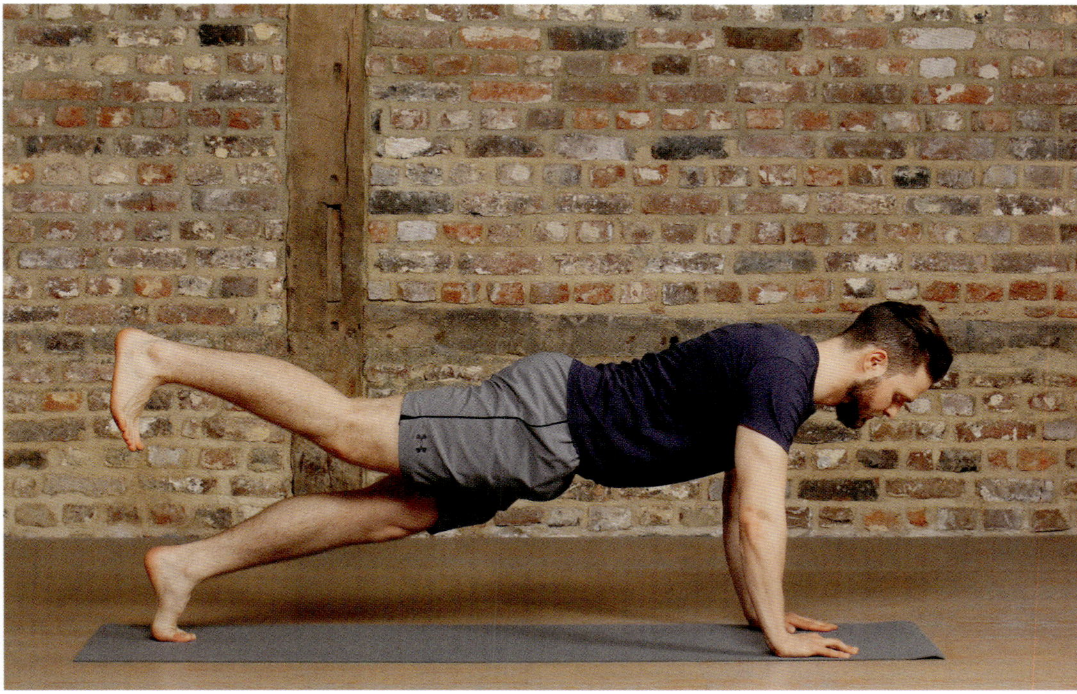

Frontal-Beinheber

Bei dieser Übung arbeitet der Psoas in beide Richtungen. Er dehnt sich beim Anheben des Beins und zieht sich beim Absenken zusammen. Aber auch Bauch-, Rücken-, Arm- und Beinmuskeln werden hervorragend gestärkt.

- Gehen Sie in den Liegestütz, das heißt, die Hände sind unterhalb der Schultern aufgestützt, die Arme nicht ganz durchgestreckt, die Zehenspitzen aufgestellt. Der Körper bildet von den Fersen bis zum Kopf eine gerade Achse.
- Heben Sie ein Bein gestreckt hoch und halten Sie diese Position 3 bis 5 Sekunden lang.
- Senken Sie das Bein langsam, setzen Sie die Zehenspitzen wieder auf und wiederholen Sie die Übung mit dem anderen Bein.
- Trainieren Sie beide Seiten je 3-mal.
- Machen Sie dann eine kurze Pause von 1 Minute und wiederholen Sie die ganze Übung noch 2-mal.

Wichtig: Heben Sie besonders am Anfang das Bein nur so hoch, dass Ihr Becken sich nicht mitbewegt.

Zusatzübungen für Jogger

Neben den drei zuletzt beschriebenen Übungen eignen sich die folgenden hervorragend, um Ihren Psoas als Ausgleich zum Joggen zu unterstützen:

- Dehnung des inneren Oberschenkels (S. 55)
- Dehnung des vorderen Oberschenkels (S. 56)
- Dehnung der Oberschenkelrückseite (S. 57)
- Dehnung des äußeren Oberschenkels (S. 58)
- Hinterer Oberschenkel – Rollenmassage (S. 64)
- Vorderer Oberschenkel – Rollenmassage (S. 65)
- Schulterbrücke (S. 74 f.)
- Hüftdrehung (S. 78 f.)
- One Leg Circle – Kreisen mit einem Bein (S. 90)
- Schwan (S. 96)
- Swimming – Schwimmen (S. 97)
- Seitliche Diagonale – Utthita Parsvakonasana (S. 100)
- Schmetterling – Bhadrasana (S. 102)

Radfahren

Wer wegen Knieproblemen nicht joggen kann, für den eignet sich in der Regel das knieschonende Radfahren, eine sehr gesunde und oft genussreiche Art, zügig von A nach B zu kommen. Wenn Sie viel Rad fahren, haben Sie aber vielleicht nach einer längeren Strecke schon gespürt, dass Ihnen Hüften und Leisten Probleme bereiten. Das vorgebeugte Sitzen spannt nämlich den Psoas und die Adduktoren, also die Muskeln am inneren Oberschenkel, ständig an. Vor allem Rennrad-Vielfahrer klemmen sich den Psoas und seine Strukturen wie Faszien, Gefäße und Nerven durch die vorgeneigte Haltung des Oberkörpers geradezu ab. Das kann den Psoas dauerhaft schwächen. Wohl auch aus diesem Grund klagen besonders Rennradfahrer recht häufig über Rückenschmerzen.

Aber auch alle anderen Radler auf ihren City-, Trekking- oder Mountainbikes sollten unbedingt etwas für ihren Psoas tun. Zwar sitzen die meisten deutlich aufgerichteter als die Rennradler, aber auch diese Haltung quält den bedeutsamen Muskel eher, statt ihn zu trainieren! Deswegen sind Dehnübungen für ihn, aber auch die Kräftigung seiner Gegenspieler ungemein wichtig.

Wichtig für beschwerdefreies Radfahren ist außerdem eine gute Beweglichkeit in der Hüfte sowie von Gesäß und Oberschenkeln, denn schließlich sind es Ihre Beine, die in die Pedale treten und Sie voranbringen.

Katze und Kuh

Diese Übung mobilisiert Ihren Rücken und Ihre Wirbelsäule, indem Sie abwechselnd die Muskulatur der Vorder- und der Rückseite des Rumpfs dehnt und damit auch den Psoas.

- Gehen Sie in den Vierfüßlerstand: Stützen Sie sich bei geradem Rücken gleichmäßig auf Ihre Knie und Hände, die Knie senkrecht unterhalb des Beckens, die Hände senkrecht unterhalb der Schultern.
- Mit dem nächsten Ausatmen drücken Sie den Rücken wie eine Katze nach oben in den Buckel, sodass er möglichst rund wird. Der Kopf hängt nach unten. Spüren Sie, wie Sie Ihren gesamten Rücken inklusive Schultern dehnen. ▶ 1
- Beim nächsten Einatmen bewegen Sie sich in die umgekehrte Richtung: Heben Sie den Kopf an und drücken Sie den Rücken durch wie eine Kuh. ▶ 2
- Führen Sie diese Übung 10-mal aus.

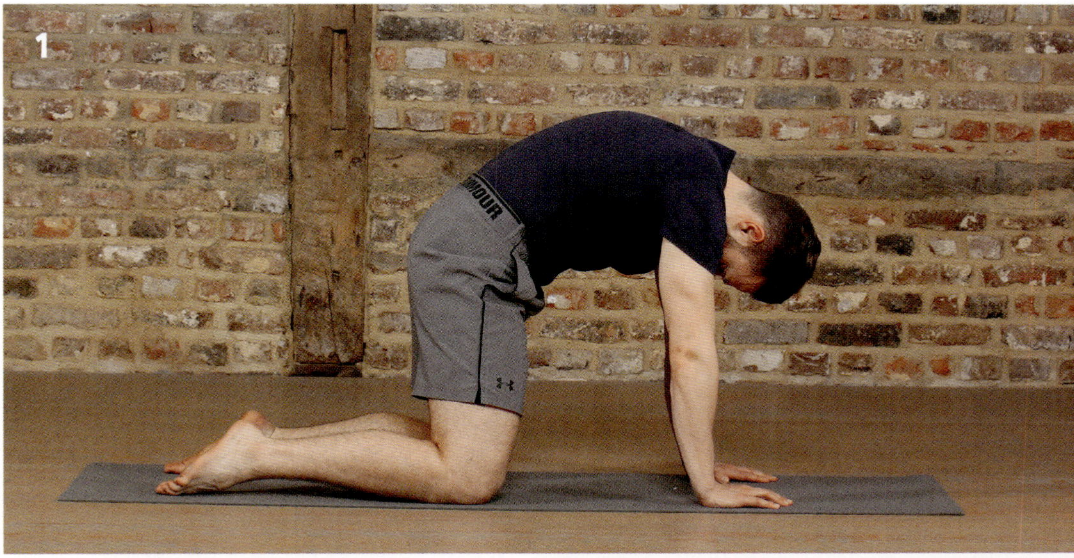
1

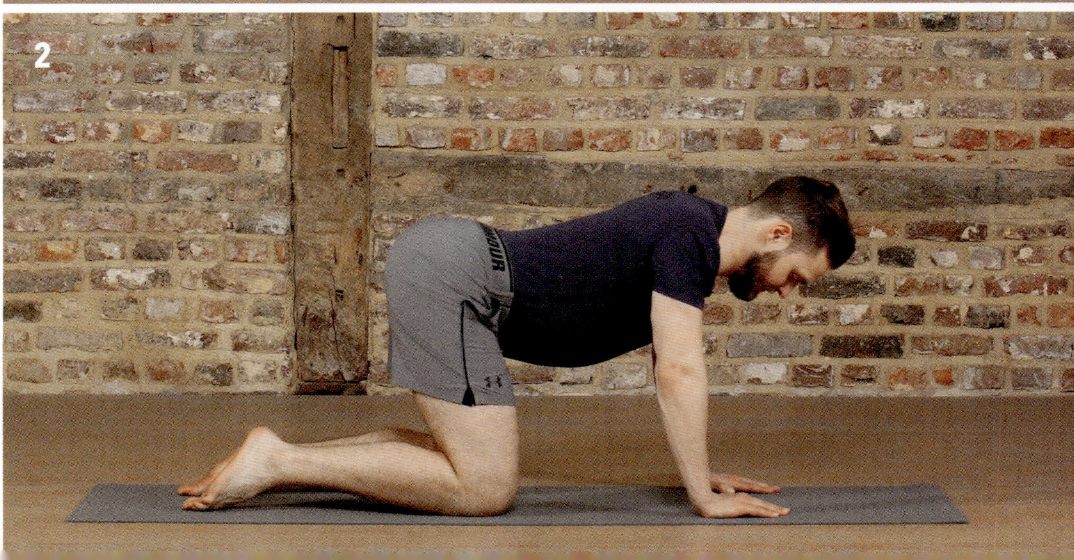
2

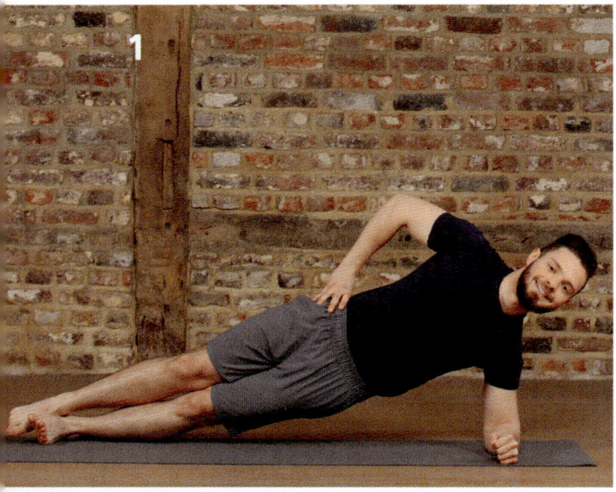

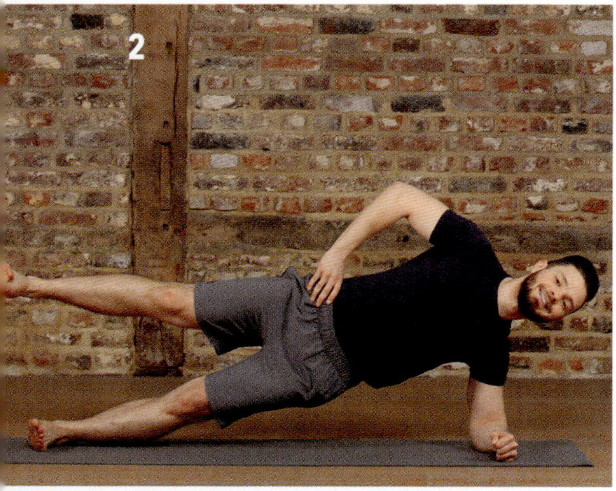

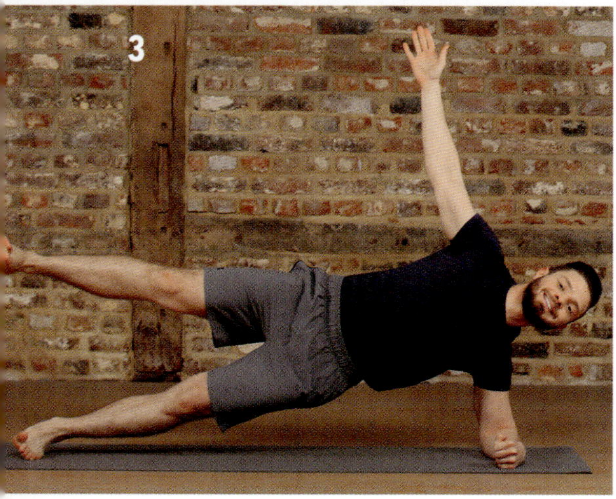

Seitstütz mit Beinspreizen

Mit dieser Übung stabilisieren Sie den ganzen Körper und kräftigen alle Muskeln. Der Psoas muss dabei viel Haltearbeit leisten.

- Gehen Sie in den Seitstütz: Legen Sie sich mit gestreckten Beinen auf eine Seite und stützen Sie sich so auf den unteren Unterarm, dass sich der Ellbogen senkrecht unterhalb der Schulter befindet. Der obere Arm liegt locker auf dem Oberschenkel oder auf dem Becken. ▸ 1
- Während Sie Arm und Fußaußenkante in den Boden drücken, heben Sie den Körper so an, dass Beine und Oberkörper eine gerade Achse bilden.
- Spreizen Sie nun das obere Bein nach oben ab und halten Sie diese Position 10 bis 30 Sekunden lang. ▸ 2
- Heben und senken Sie das Bein 5-mal. Dann lösen Sie die Stellung kontrolliert auf, also ohne sich fallen zu lassen.
- Wiederholen Sie die Übung auf der anderen Seite.

Varianten für Fortgeschrittene

Für diese Übung benötigen Sie die ganze Zeit über eine gute Körperspannung.

- Strecken Sie beim Beinspreizen gleichzeitig den oberen Arm gerade in die Luft, sodass er mit dem anderen Arm eine gerade Achse bildet. ▸ 3
- Noch eine Stufe anspruchsvoller wird die Übung, wenn Sie auch den aufgestützten unteren Arm strecken.

Wichtig: Ziehen Sie die Schultern nicht hoch.

Überstrecker

Nicht nur gegen die Folgen der vorgebeugten Radfahrerhaltung, sondern auch gegen die der typischen Sitzposition am Schreibtisch hilft diese Dehnung der gesamten Frontpartie inklusive des Psoas.

- Stellen Sie sich aufrecht hin.
- Fassen Sie mit einer Hand die andere, strecken Sie die Arme hoch über den Kopf und ziehen Sie sie möglichst weit nach hinten.
- Atmen Sie in dieser Position 8-mal ein und aus (30 bis 45 Sekunden).
- Führen Sie die Übung 5-mal nacheinander aus und spüren Sie, wie gut sie Ihnen tut.

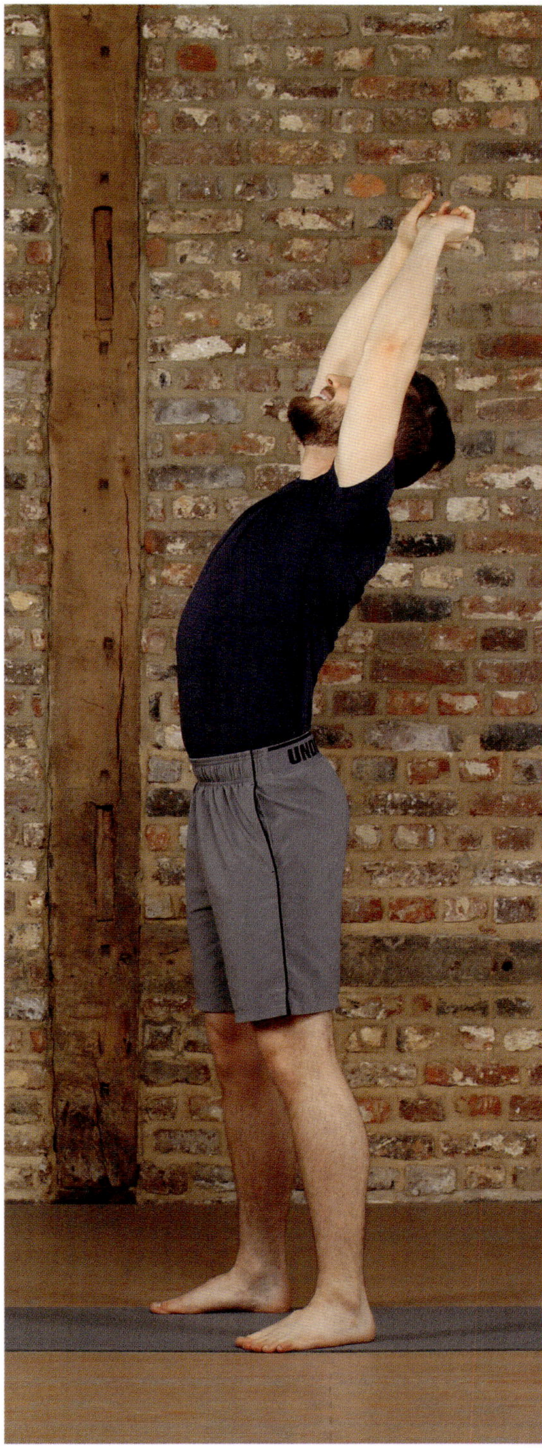

Zusatzübungen für Radfahrer

Neben den drei zuletzt beschriebenen Übungen eignen sich die folgenden hervorragend, um Ihren Psoas als Ausgleich zum Radfahren zu trainieren:

- Dehnung des inneren Oberschenkels (S. 55)
- Dehnung des vorderen Oberschenkels (S. 56)
- Dehnung der Oberschenkelrückseite (S. 57)
- Hinterer Oberschenkel – Rollenmassage (S. 64)
- Vorderer Oberschenkel – Rollenmassage (S. 65)
- Rechter und linker Psoas – Rollenmassage (S. 66) mit Variante
- Beinheber (S. 70 f.)
- Kreuzheben (S. 72)
- Hüftdrehung (S. 78 f.)
- One Leg Circle – Kreisen mit einem Bein (S. 90)
- Schwan (S. 96)
- Krieger I – Virabhadrasana (S. 101) mit Variante
- Herabschauender Hund – Adho Mukha Svanasana (S. 103)
- Planke (S. 114)

Fußball

Fußballspielen gehört zu den beliebtesten Sportarten überhaupt und bringt Millionen Menschen in Bewegung. So sind allein in deutschen Fußballvereinen rund sieben Millionen Kicker aktiv. Dazu kommen noch die vielen Hobbymannschaften, die nirgends registriert sind. Wenn Sie regelmäßig spielen und trainieren, also mindestens ein- bis zweimal pro Woche, halten Sie sich damit rundum fit, denn Fußball fördert den Körper sehr vielseitig. Kurze Sprints und schnelle Richtungswechsel fordern den Organismus ganz anders als ruhiges Traben über den Platz, Springen nach dem Ball oder kraftvolles Schießen.

Beim Laufen und Schießen ist der Psoas ständig in Aktion. Dass er sich dabei aber vor allem zusammenzieht, wirkt sich ähnlich aus wie beim Joggen: Der Psoas verkürzt sich funktionell. Deshalb kann er sehr von Dehnübungen profitieren. Die sollten Sie deshalb nach dem Training oder einem Spiel keinesfalls auslassen, sondern immer als Pflichtprogramm an den Schluss setzen.

Beim Fußball wirkt sich durch das häufige Schießen der Unterschied zwischen dem dominanten und dem nicht dominanten Bein besonders auf den Psoas aus. Vor allem bei Hobbyspielern ist die Balance der beiden

Seiten gestört, weil der Psoas des bevorzugten »Schussbeins« stärker ist. Das wird Ihnen der Test auf S. 23 sicher bestätigt haben. Gegebenenfalls sollten Sie bei unseren Übungen auf Ihrer schwächeren Seite jeweils ein Drittel mehr Wiederholungen ausführen als angegeben. Ferner sollten Sie bei den Übungen einen Schwerpunkt auf die Gegenspieler des Psoas, die großen Gesäßmuskeln rechts und links, sowie auf die Rumpfstabilität legen.

Beckenlift

Diese Übung dehnt den Psoas und die Oberschenkelvorderseite des aufgestellten Beins und kräftigt dessen Oberschenkelrückseite sowie die Gesäßmuskeln.

- Legen Sie sich auf den Rücken, die Arme locker neben dem Körper. Setzen Sie beide Fersen weit weg vom Gesäß auf den Boden.
- Heben Sie das Becken an. ▶ 1
- Ziehen Sie ein Bein in Richtung Brust hoch und setzen Sie es dann langsam wieder ab. ▶ 2
- Tun Sie das Gleiche mit dem anderen Bein.
- Trainieren Sie beide Körperseiten je 10-mal im Wechsel.

1

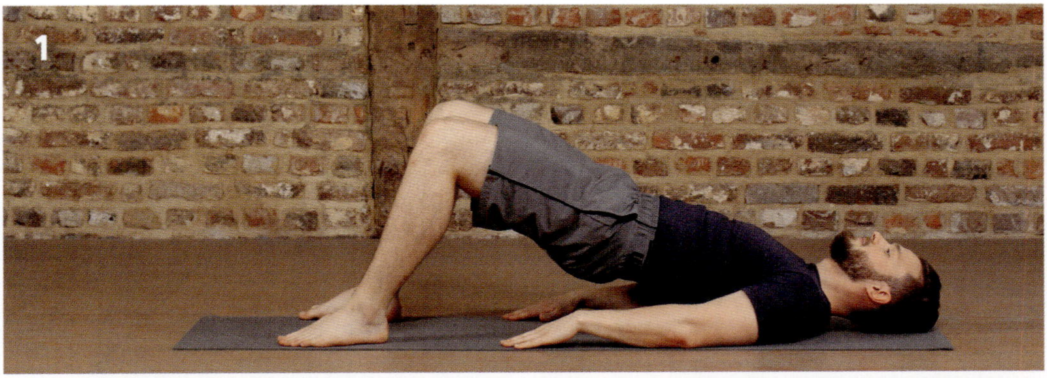

2

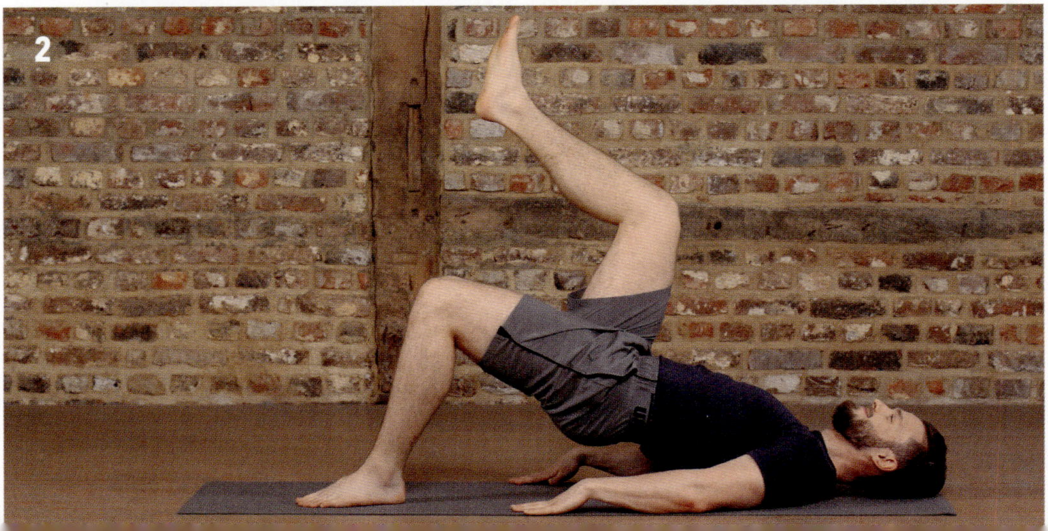

Planke

Diese Übung trainiert die tiefen Bauch- und Rückenmuskeln sowie Hüften und Beckenboden, lässt aber auch die Arme und Beine arbeiten – also eine gute Ganzkörperübung. Der Psoas hilft, dass das Becken nicht abkippt und stabil bleibt.

- Gehen Sie in den Unterarmstütz: Legen Sie sich auf den Bauch und stützen Sie die Unterarme so auf den Boden, dass sich die Ellbogen senkrecht unterhalb der Schultern befinden. Setzen Sie die Zehenspitzen auf den Boden.
- Mit dem Ausatmen aktivieren Sie die Bauchspannung und drücken sich hoch, wobei der Körper von den Fersen bis zum Kopf eine Achse bildet – gerade wie eine Planke. ▶ 1
- Beim Einatmen schieben Sie den Körper kontrolliert ein Stück vor und mit dem Ausatmen zurück. Tun Sie das 3-mal. ▶ 2
- Gehen Sie zurück in den Unterarmstütz und entspannen Sie sich einige Sekunden lang, bevor Sie von vorne beginnen.
- Führen Sie die Übung insgesamt 8-mal aus.

Variante für Fortgeschrittene

Führen Sie die Übung mit fast durchgestreckten Armen aus. ▶ 3–4

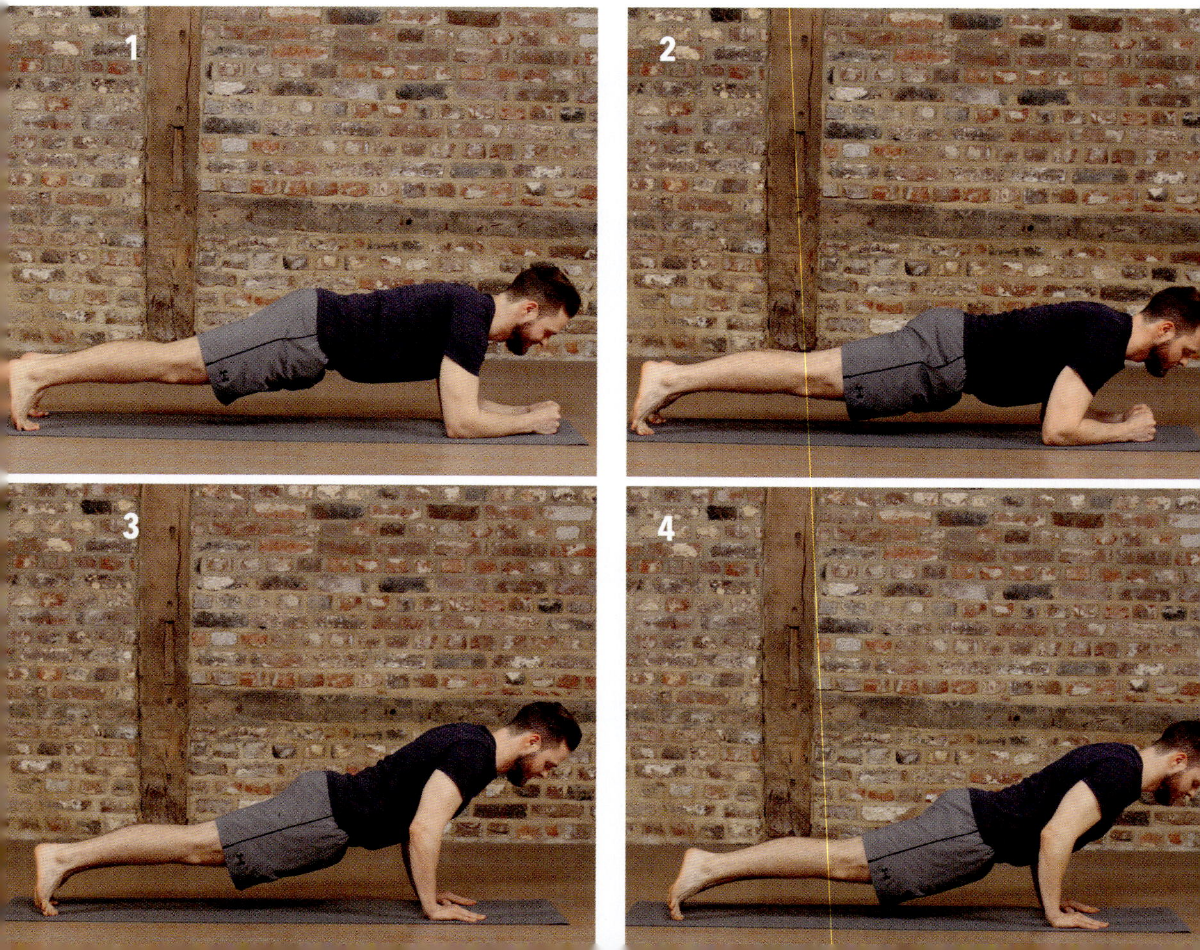

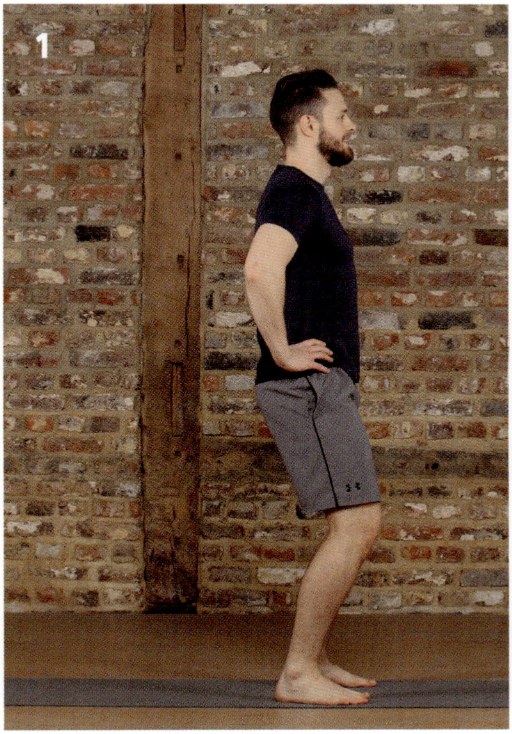

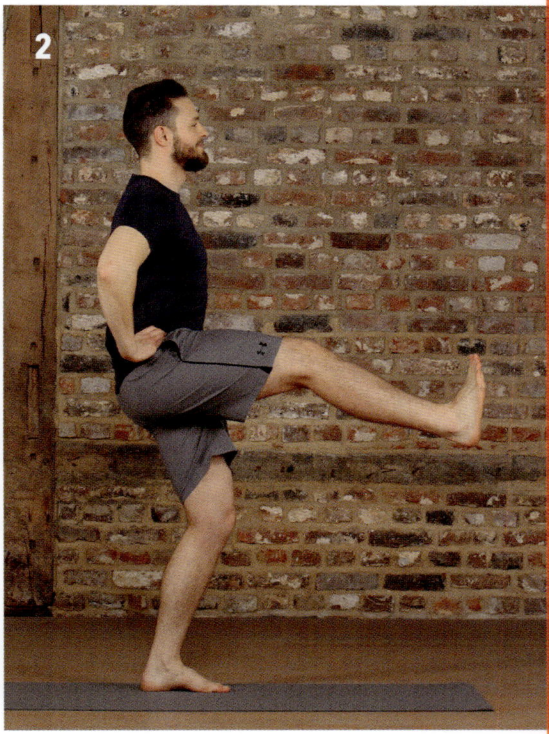

Beinlift im Stehen

Diese Übung stärkt die Muskeln an der Beinaußenseite (Abduktoren) und trainiert die Gesäßmuskulatur sowie das Gleichgewicht.

- Stellen Sie sich mit leicht gebeugten Knien hin und legen Sie die Hände auf die Hüften. ▶ 1
- Heben Sie ein Bein bis auf Hüfthöhe an und senken Sie es wieder ab. ▶ 2
- Machen Sie das 10-mal, ohne das Bein zwischendurch abzusetzen.
- Wechseln Sie dann die Seite.

Wichtig: Je höher Sie das Bein heben, desto schwieriger. Bei Problemen mit dem Gleichgewicht können Sie sich an einer Stuhllehne oder Wand abstützen.

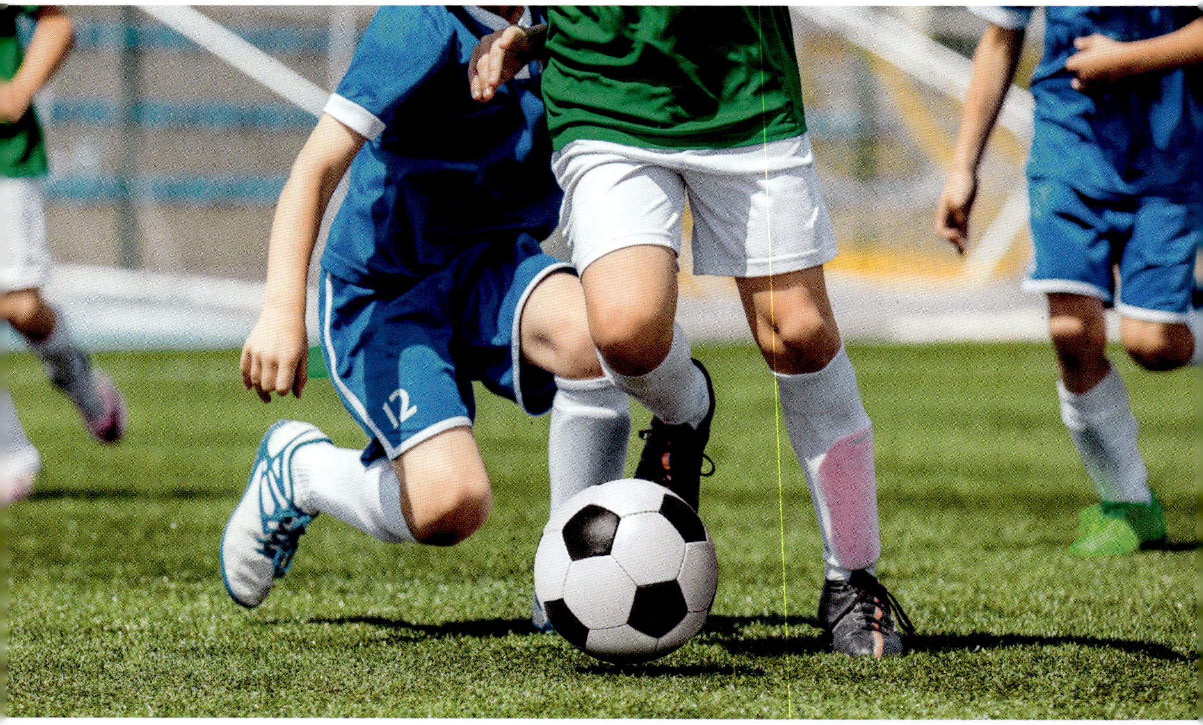

Der Psoas – auch auf dem Fußballplatz immer mit von der Partie.

Zusatzübungen für Fußballer

Neben den drei beschriebenen Übungen eignen sich die folgenden hervorragend, um Ihren Psoas als Ausgleich zum Fußballspielen zu unterstützen:

- Tauben-Psoas-Stretch (S. 47)
- Baum – Vrksasana (S. 48)
- Dehnung des inneren Oberschenkels (S. 55)
- Dehnung des vorderen Oberschenkels (S. 56)
- Dehnung der Oberschenkelrückseite (S. 57)
- Dehnung des äußeren Oberschenkels (S. 58)
- Hinterer Oberschenkel – Rollenmassage (S. 64)
- Vorderer Oberschenkel – Rollenmassage (S. 65)
- V-Sitz (S. 68 f.)
- The Hundred – die Hundert (S. 86 f.)
- Roll over – Überrollen (S. 88 f.)
- Seitliche Diagonale – Utthita Parsvakonasana (S. 100)

Schwimmen

Beim Schwimmen trainieren Sie nicht nur Ihre Ausdauer, sondern auch eine Vielzahl von Muskeln, weil der Widerstand des Wassers etwa 14-mal stärker ist als der von Luft. Da Schwimmen dank des Auftriebs die Gelenke wenig belastet, ist es außerdem eine exzellente Einsteigersportart für Menschen mit Übergewicht, die wieder in Bewegung kommen möchten.

Die Arbeit des Psoas unterscheidet sich je nach Schwimmstil deutlich:

- Beim Kraulen und beim Rückenschwimmen wird der Psoas ziemlich gleichmäßig und über seine ganze Länge belastet.
- Beim Brustschwimmen dagegen dominiert das Anwinkeln der Beine den Bewegungsablauf, was ihn funktionell verkürzen kann.

Optimal trainieren Sie, wenn Sie zwischen den Schwimmstilen hin- und herwechseln. Wenn Sie aber – wie die meisten Schwimmer – am liebsten brustschwimmen, weil Sie dabei sehen, wo es langgeht und was Ihnen vielleicht im Weg ist, dann sollten Sie mit den folgenden Übungen für Ausgleich sorgen.

Beim Kraulen wird der Psoas gleichmäßig belastet.

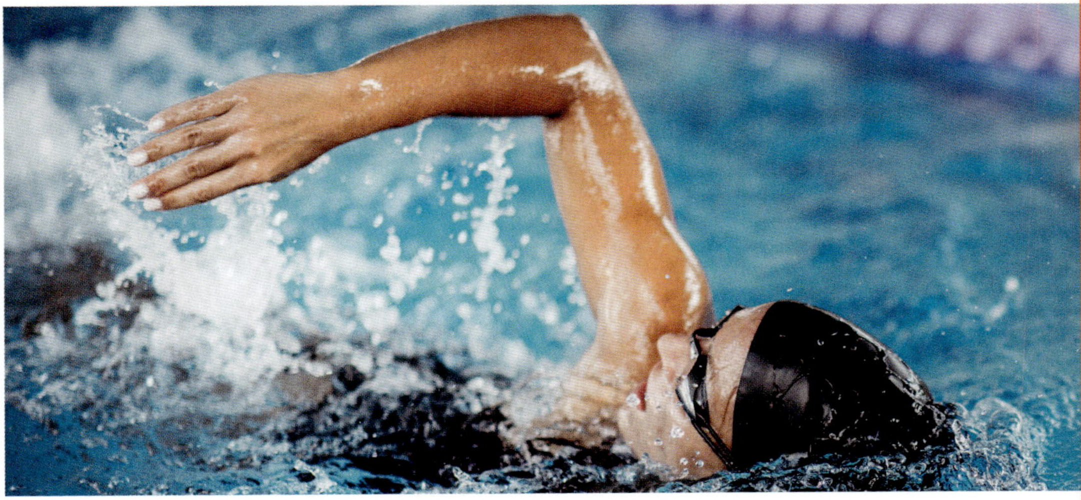

Kopf ins Wasser!

Beim korrekten Brustschwimmen senken Sie beim Ausatmen den Kopf ins Wasser. Das muss so sein, denn nur so schwimmen Sie physiologisch richtig! Viele Schwimmer strecken den Kopf permanent aus dem Wasser und halten das Gesäß dicht unter der Wasseroberfläche. Das überlastet die Hals- und Lendenwirbelsäule. Statt dort durch eine einwandfreie Schwimmtechnik Verspannungen zu lösen, steigert die Fehlhaltung diese noch und führt nicht selten zu Schulter-, Nacken- und Rückenbeschwerden.

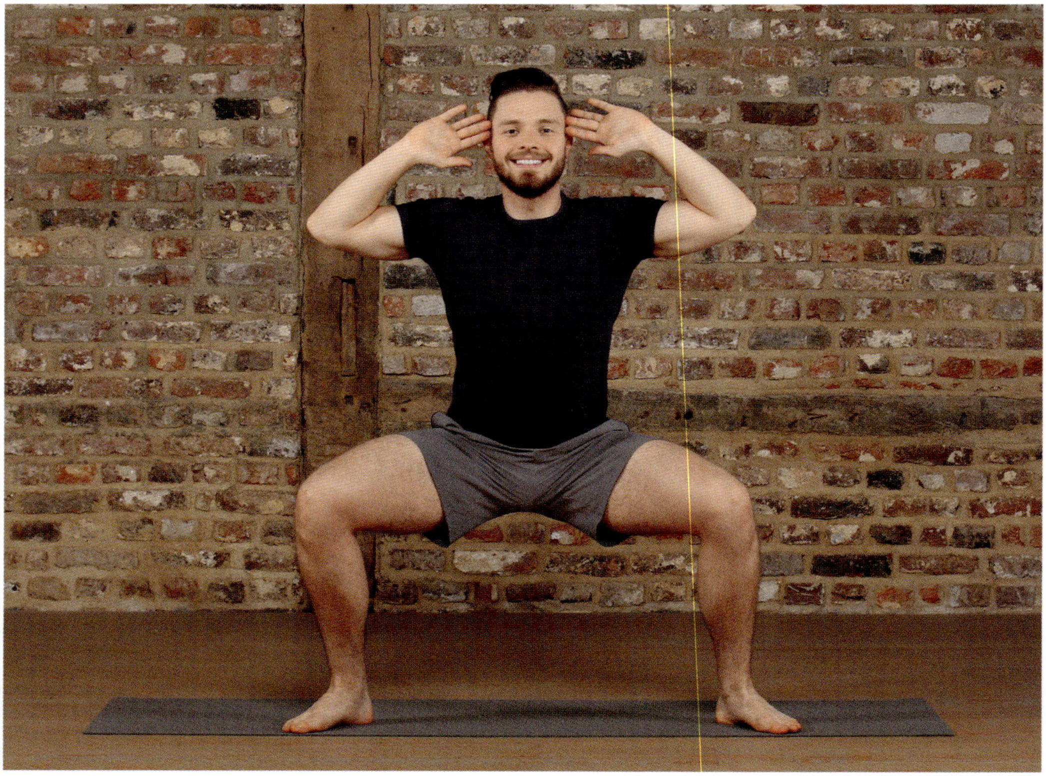

Sumo-Kniebeuge

Diese Übung trainiert Ihre Bein- und Gesäßmuskulatur und auch der Psoas muss kräftig arbeiten.

- Stellen Sie sich etwa anderthalb Schritte entfernt vor eine Wand, die Füße schulterbreit geöffnet und 45 Grad nach außen weisend. Die Hände befinden sich neben dem Kopf, die Handflächen weisen nach vorne.
- Gehen Sie in eine Kniebeuge, indem Sie den Po mit geradem Rücken senken, bis die Oberschenkel in der Waagerechten sind.
- Kommen Sie langsam und kontrolliert zurück in die Ausgangsposition. Trainieren Sie darauf hin, dass die Rückbewegung doppelt so lange dauert wie das Absenken.
- Führen Sie die Übung 8- bis 12-mal aus.

Crunch rückwärts

Diese Übung stärkt vor allem die geraden Bauchmuskeln, aber auch den Psoas und die anderen Hüftbeuger.

- Setzen Sie sich aufrecht auf den Boden, die Knie 90 Grad angewinkelt, die Fußsohlen flach auf dem Boden. Die Hände liegen entspannt auf den Oberschenkeln. ▶ 1
- Neigen Sie nun den geraden Oberkörper langsam im Hüftgelenk nach hinten, bis Ihre Bauchmuskeln zu zittern beginnen. ▶ 2
- Bleiben Sie 2 Sekunden lang in dieser Position und kommen Sie dann langsam wieder nach oben.
- Führen Sie die Übung 10- bis 15-mal aus.

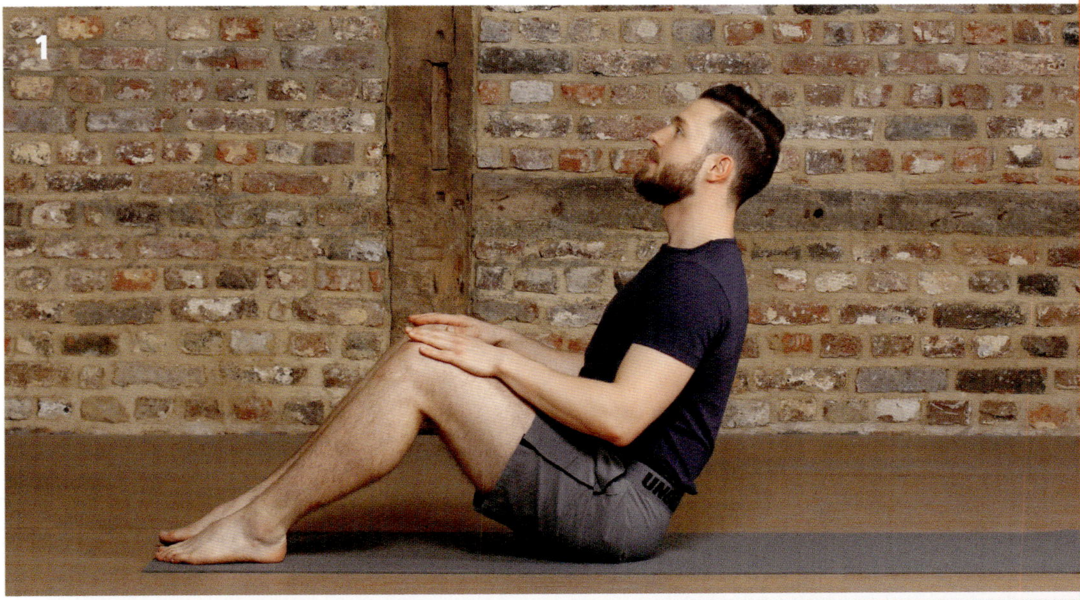
1

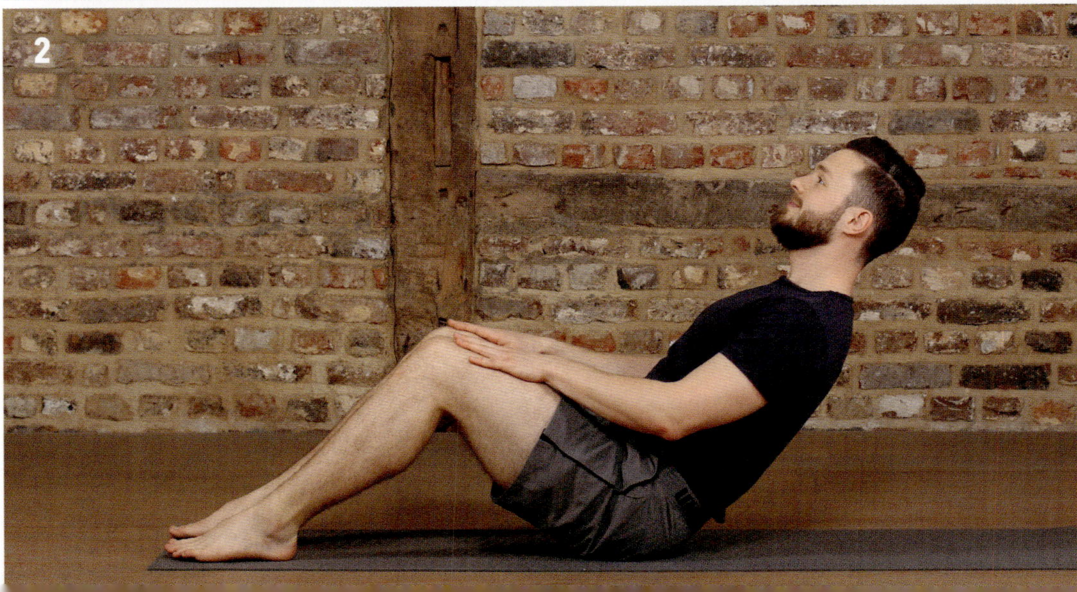
2

Kombi-Seitstütz

Diese Übung fordert Ihre gesamte Muskulatur und klappt nur, wenn Sie eine gute Spannung um die Lendenwirbelsäule herum aufbauen.

- Legen Sie sich gestreckt auf eine Körperseite und stützen Sie sich auf die Hand des unten liegenden Arms.
- Nehmen Sie im ganzen Körper Spannung auf und drücken Sie sich hoch in den Seitstütz, sodass Ihr Körper eine gerade Achse bildet und sich nur noch mit der unteren Hand und der Außenkante des unteren Fußes auf den Boden stützt.
- Strecken Sie den oberen Arm senkrecht in die Höhe. ▶ 1
- Drehen Sie sich nun kontrolliert nach vorne und tauchen Sie mit dem oberen Arm unter dem Brustkorb hindurch. Drehen Sie sich ebenso kontrolliert zurück. ▶ 2
- Beugen Sie nun den oberen Arm und das obere Bein und führen Sie beide in der Luft zueinander, sodass sich Ihre ganze obere Körperseite zusammenzieht. ▶ 3
- Gehen Sie langsam zurück in die Diagonale.
- Legen Sie die Hand auf das Becken und heben und senken Sie die Hüfte.
- Wiederholen Sie die gesamte Abfolge und wechseln Sie dann die Seite.

Wichtig: Wenn Ihnen diese Übung anfangs zu schwierig ist, versuchen Sie sie zunächst im Unterarmseitstütz (vgl. S. 110). Wenn Sie diese leichtere Variante beherrschen, steigern Sie sich langsam und trainieren die Teile dieser Übung einzeln, bevor Sie sie als Sequenz durchführen.

Zusatzübungen für Schwimmer

Neben den drei zuletzt beschriebenen Übungen eignen sich die folgenden hervorragend, um Ihren Psoas als Ausgleich zum Schwimmen zu trainieren:

- Knie heranziehen im Vierfüßlerstand (S. 53)
- Dehnung des inneren Oberschenkels (S. 55)
- Dehnung des vorderen Oberschenkels (S. 56)
- Dehnung des äußeren Oberschenkels (S. 58)
- Hinterer Oberschenkel – Rollenmassage (S. 64)
- Vorderer Oberschenkel – Rollenmassage (S. 65) mit Variante
- Knieheben im Stütz (S. 73)
- Crunch (S. 80 f.)
- The Hundred – die Hundert (S. 86 f.)
- Roll over – Überrollen (S. 88 f.)
- Spine Twist – Rumpfdrehen (S. 94 f.)
- Herabschauender Hund – Adho Mukha Svanasana (S. 103)

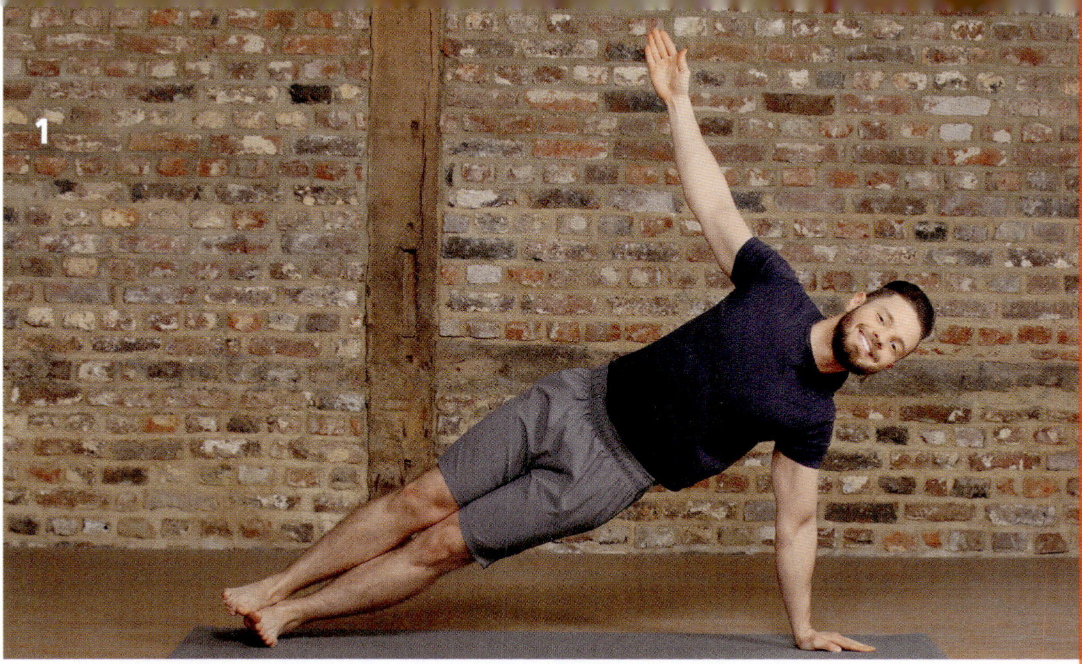
1

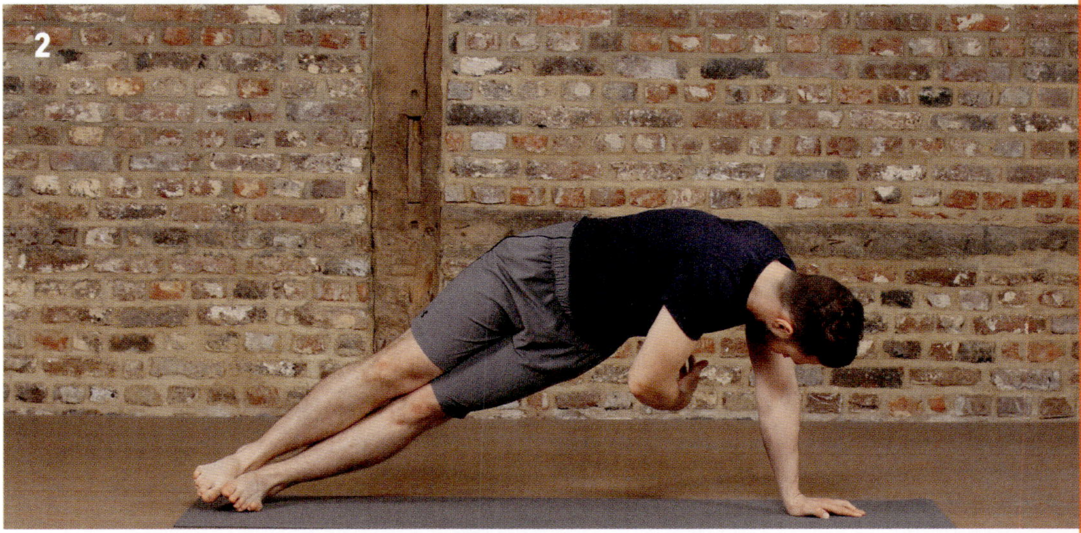
2

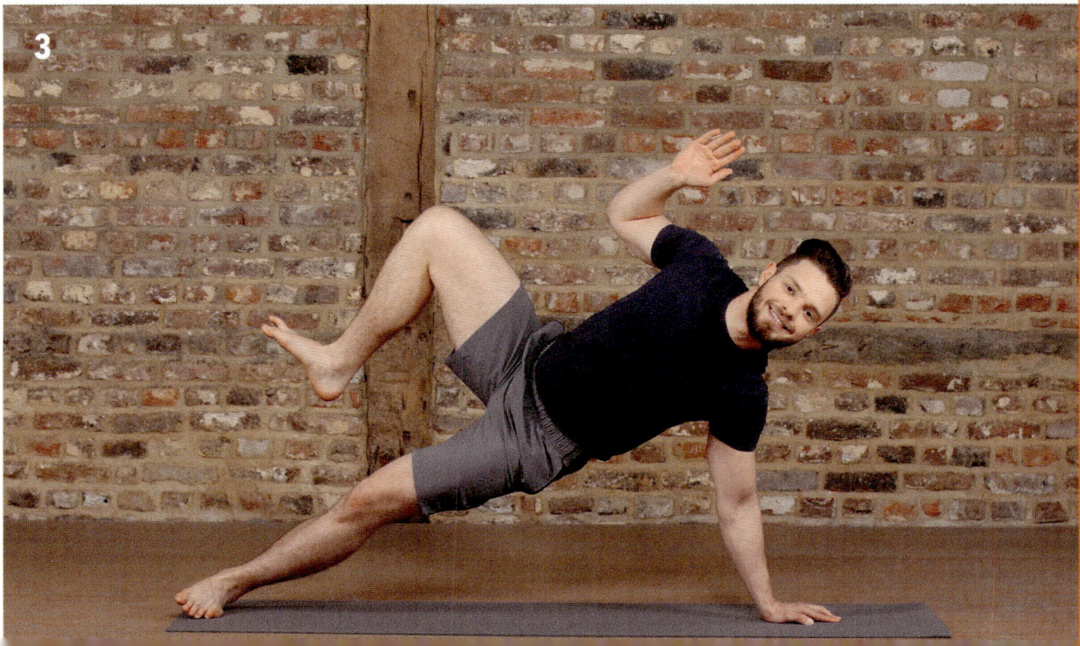
3

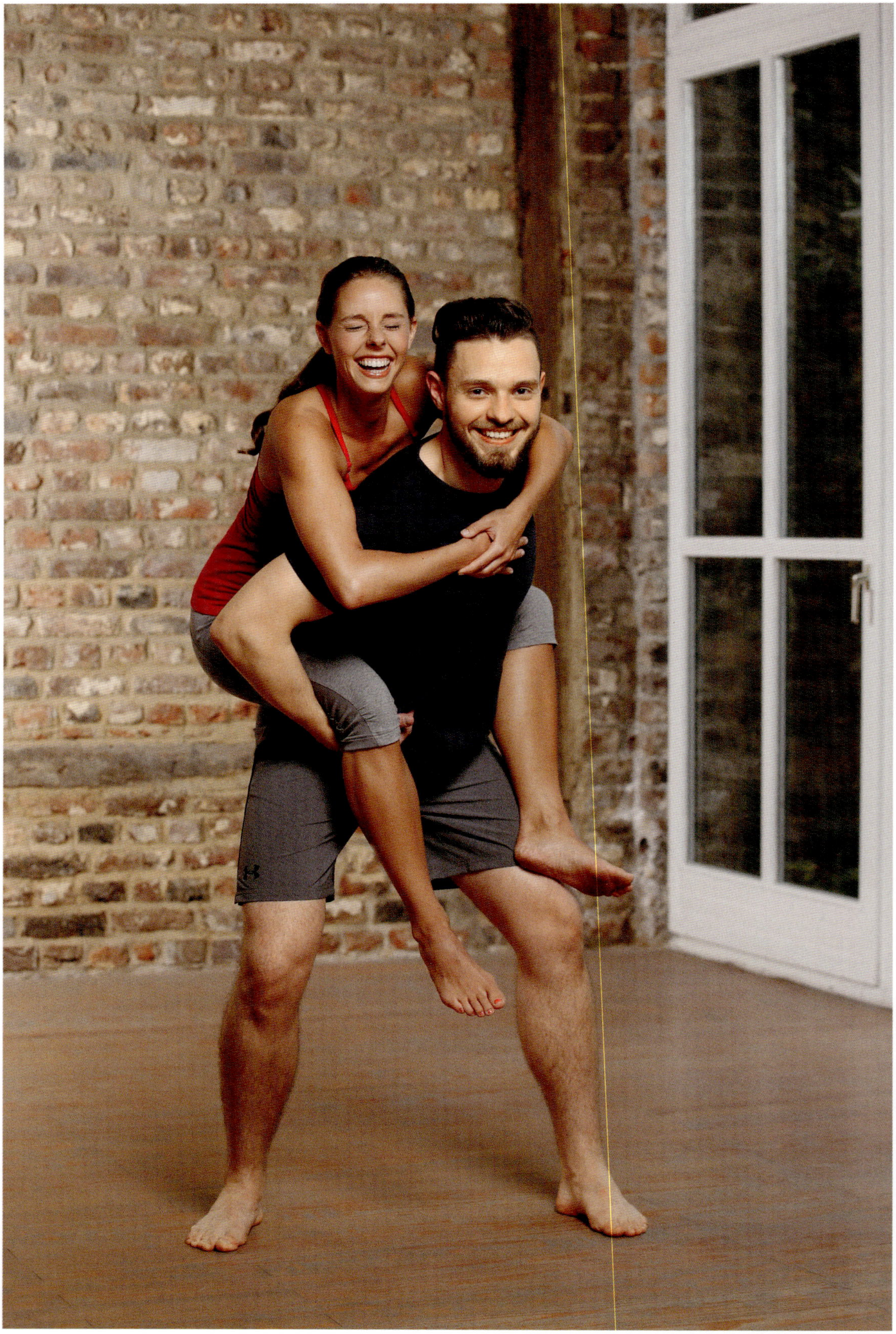

TRAININGS-PROGRAMME FÜR IHREN PSOAS

Wir haben Ihnen im Praxisteil des Buchs ab S. 41 eine Vielzahl von ausgewählten Übungen vorgestellt. Mit diesen können Sie Ihren Psoas dehnen, massieren und kräftigen, sodass er fit und geschmeidig wird und bleibt. Die Tests der Kraft und der Beweglichkeit Ihres Psoas im Theorieteil (S. 23 beziehungsweise S. 26 f.) konnten Ihnen schon Hinweise geben, wie es um Ihre Lenden-Darmbein-Muskel bestellt ist. Je nach dem Ergebnis können Sie individuell passende Übungen auswählen. Trotzdem empfehlen wir Ihnen, weitere Übungen hinzuzunehmen, damit Ihr Psoas ins Gleichgewicht kommt und dort bleibt.

Können Sie sich nicht recht für zusätzliche Übungen entscheiden? An der Qual der Wahl soll es nicht scheitern. Deshalb haben wir hier eine Reihe von Übungsprogrammen für Sie zusammengestellt. Wir haben darauf geachtet, dass diese Kurztrainings nicht zu viel Zeit in Anspruch nehmen, weil wir wissen, dass Sie den inneren Schweinehund dann leichter überwinden werden. Trotzdem können Sie Ihren Psoas damit ausgewogen trainieren und dessen Defizite ausgleichen – auch als beruflich stark engagierter Mensch. Wählen Sie einfach das passende Programm aus und legen Sie gleich los. Viel Spaß und Erfolg!

Wiederholung, Pause, Serie

Auch wenn eine Übung nur einmal durchzuführen ist, nennen wir das der Einfachheit halber – und wie es im Sport üblich ist – eine Wiederholung. Mehrere Wiederholungen bilden eine Serie oder einen Satz. Wichtig ist, dass Sie zwischen den Serien immer eine Pause einlegen. 60 Sekunden Ruhe sollten Sie sich zwischen den Serien gönnen und auch zwischen den Übungen.

Das SOS-Programm

Vielleicht haben Sie sich dieses Buch gekauft, weil es Ihren Psoas schon erwischt hat und Sie aktiv etwas dagegen unternehmen möchten. Für diesen Fall haben wir Ihnen einige sanfte Übungen zusammengestellt. Gehen Sie dabei vorsichtig vor und erkennen Sie Ihre Grenzen. Wenn eine Übung zu belastend ist, hören Sie rechtzeitig auf!

In schweren Fällen ist nicht nur der Psoas betroffen, sondern auch die Muskeln und die

Faszien der Umgebung verkrampfen sich. Dann ist es sinnvoll, zunächst einige Tage lang ein Schmerzmittel einzunehmen, damit sich die Muskulatur überhaupt entspannen kann. Gegen Verspannungen hilft meist die klassische Stufenlagerung, bei der Sie in Rückenlage Ihre Unterschenkel auf einen Hocker oder Ähnliches hochlegen. In manchen Fällen ist aber selbst diese Position unangenehm. Dann probieren Sie stattdessen die Seitenlage aus: Winkeln Sie die Beine in den Hüften und Knien jeweils etwa rechtwinklig an. Damit Ihre Körperachse möglichst waagerecht liegt, legen Sie sich ein Kissen unter die Knie. In beiden Positionen geben Sie Ihren Muskeln Gelegenheit, sich zu entspannen.

Auch Auflagen in Form von Wärmflasche beziehungsweise Coolpacks helfen:

- Die Wärme fördert die Durchblutung und Stoffwechsel-Endprodukte werden besser abtransportiert.
- Die Kälte betäubt die Nervenenden und wirkt entzündungshemmend.

Was bei Ihnen am besten wirkt, sollten Sie ausprobieren, denn das ist individuell unterschiedlich.

Massieren Sie Ihren Psoas selbst

Wenn Ihr Psoas nur ein wenig schmerzt, können Sie ihn vorsichtig selbst massieren. Dafür gibt es zwei Techniken und Sie probieren am besten aus, mit welcher Sie besser klarkommen. Ertasten Sie den Muskel (s. S. 14) und erfühlen Sie, wo er wehtut.

- Streichen Sie mit einem Finger mehrfach über die schmerzende Stelle oder
- drücken Sie mit dem Finger auf die schmerzenden Punkte im Muskel, während Sie gleichzeitig Ihre Hüfte strecken und beugen.

Auch eine leichte Selbstmassage kann wohltuend wirken. Dazu legen Sie sich auf eine Seite und greifen mit der Hand so in Ihre Taille, dass der Daumen auf dem unteren Rücken liegt. Massieren Sie mit diesem Daumen in kreisförmigen Bewegungen Ihren unteren Rücken. Üben Sie dabei leichten bis mäßigen Druck aus – je nachdem, wie es Ihnen guttut. Massieren Sie sich einige Minuten lang und genießen Sie den entspannenden Effekt, bevor Sie sich umdrehen und die andere Seite massieren.

Nach drei Tagen mit Schmerzmitteln und den genannten Entspannungsmaßnahmen sollten Sie mit sanften Übungen beginnen, denn nur die bringen langfristig Erfolg.

Wenn das SOS-Training wirkt und Ihre Schmerzen verschwunden sind, sollten Sie Ihren Psoas durch eines der weiteren Programme (ab S. 128) dauerhaft gesund halten.

Mit Akupressur gegen Schmerzen

Die Druckpunktmassage stammt aus der chinesischen Medizin und beeinflusst die Gewebespannung von Muskeln und Faszien. Die Behandlung des Punkts Shenshu (BL23) wirkt lösend auf die Rückenmuskulatur. Außerdem bessert sie Schwächezustände, chronische Müdigkeit, Depression, chronische Harnwegsinfekte und Impotenz. Es ist also vielversprechend, die Akupressur dieses Punktes auszuprobieren.
Sie finden den Punkt Shenshu, wenn Sie die Handinnenflächen waagerecht etwas oberhalb der Taille auf Ihren Rücken legen und mit den Mittelfingern rechts und links neben der Wirbelsäule tasten. Dort liegt er unten am zweiten Lendenwirbel (L2). Sie merken es, wenn Sie ihn gefunden haben, weil er schmerzempfindlicher reagiert als die Umgebung. Drücken Sie ihn auf beiden Seiten gleichzeitig 3 bis 5 Minuten lang.

SOS-Training

- **Häufigkeit:** am besten täglich
- **Dauer pro Einheit:** 10 bis 15 Minuten

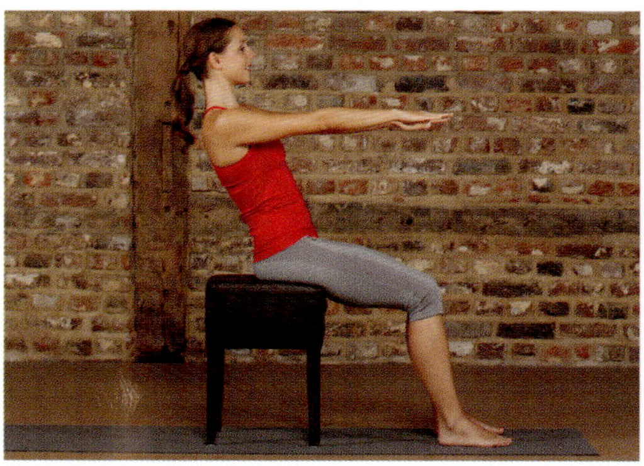

Vorübung für das Boot – Navasana
(S. 99): 2 bis 3 Serien

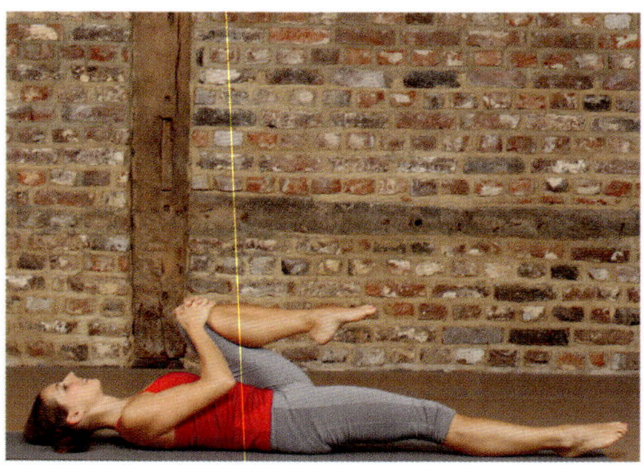

Knie heranziehen im Liegen
(S. 59): 1-mal, am besten mit einem Kissen unter dem Becken

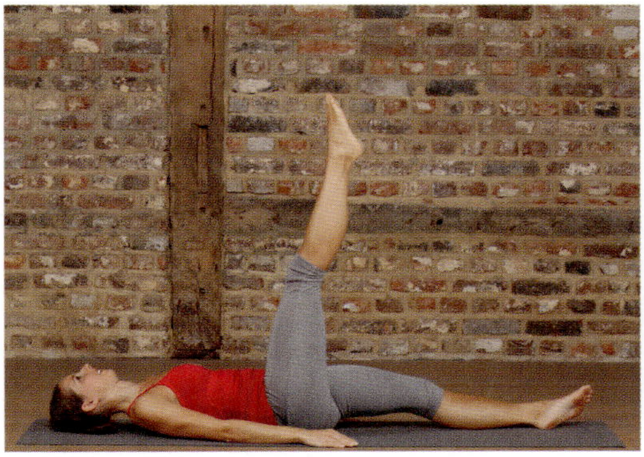

One Leg Circle – Kreisen mit einem Bein (S. 90): 5 bis 8 Wiederholungen pro Seite, 2 bis 3 Serien

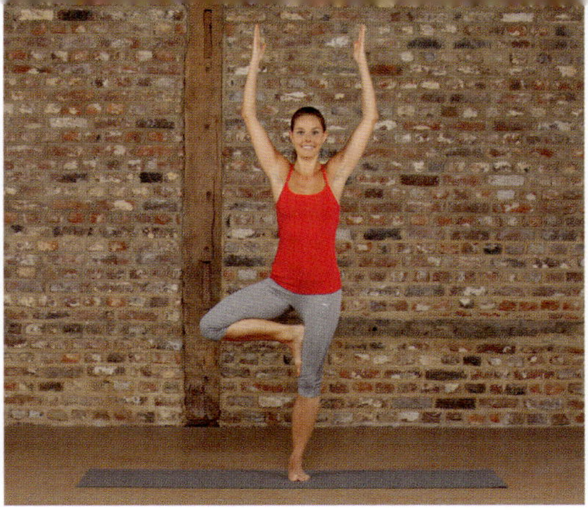

Baum – Vrksasana (S. 48): 2 Wiederholungen pro Seite

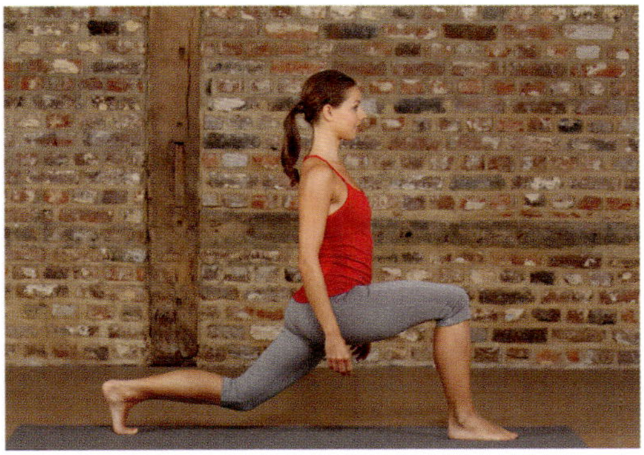

Ausfallschritt (S. 52): Langsam herantasten, eventuell am Anfang mit weniger ausgreifender Bewegung. 10-mal pro Seite, 2 bis 3 Wiederholungen. Nach der letzten Wiederholung auf beiden Seiten je 30 bis 45 Sekunden Haltephase, dabei aktiv das Becken aufrichten beziehungsweise nach hinten kippen und den Psoas dehnen.

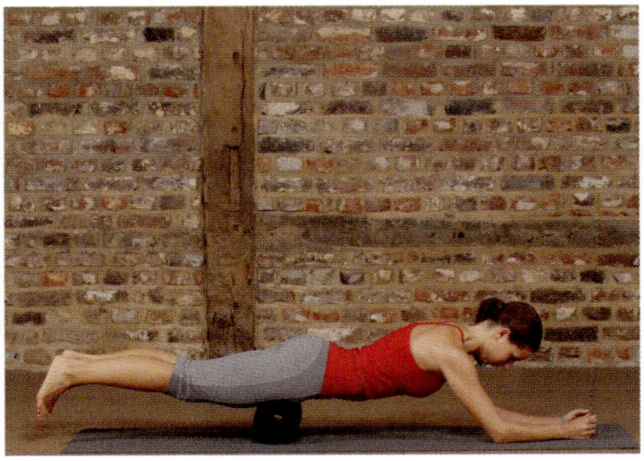

Vorderer Oberschenkel – Rollenmassage (S. 65): 30 bis 45 Sekunden. Nur 3- bis 4-mal pro Woche durchführen und dazwischen einen Pausentag für Gewebsregeneration einlegen.

Das Vielsitzer-Programm

Langes Sitzen – sowohl im Beruf als auch in der Freizeit – ist ein sehr großes Problem unserer Gesellschaft. Es schädigt den Psoas und verursacht auch viele andere gesundheitliche Probleme. Mit den folgenden Übungen gehen Sie erfolgreich dagegen an.

Regelmäßigkeit ist Trumpf

Bewegung ist wichtig für Ihr Wohlbefinden und Ihre Gesundheit und sollte deswegen zur Routine in Ihrem Tages- und Wochenablauf werden. Egal für welches Psoas-Programm Sie sich entscheiden, fixieren Sie es in den ersten sieben bis acht Wochen fest in Ihrem Terminplan. So lange brauchen wir, um eine Routine zu verinnerlichen.

Vielsitzer-Training

- **Häufigkeit:** 4- bis 5-mal pro Woche
- **Dauer pro Einheit:** ca. 20 Minuten

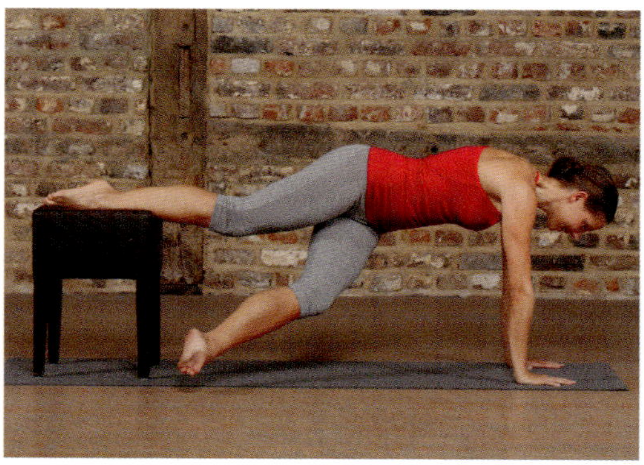

Hüftdrehung (S. 78 f.): 30 Sekunden, 2 bis 3 Serien

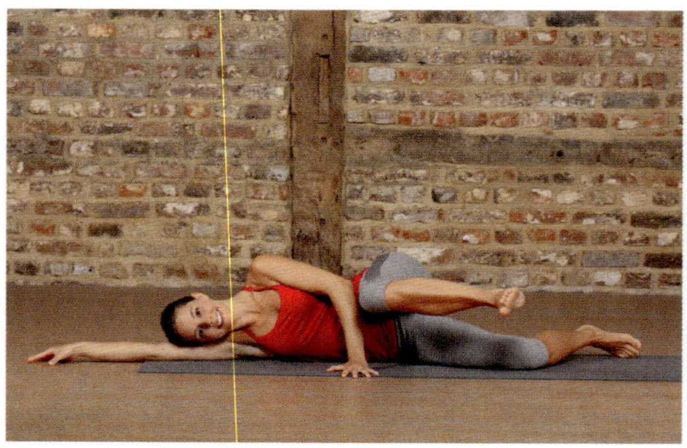

Side Kick (S. 92 f.): 10 bis 12 Wiederholungen, 2 bis 3 Serien

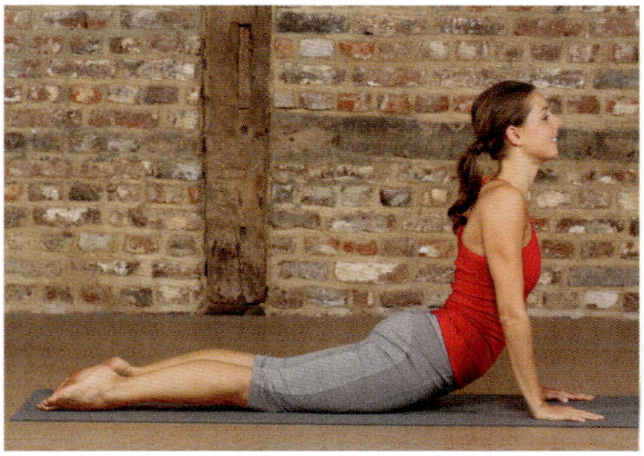

Schwan (S. 96): 10 bis 12 Wiederholungen, 2 bis 3 Serien

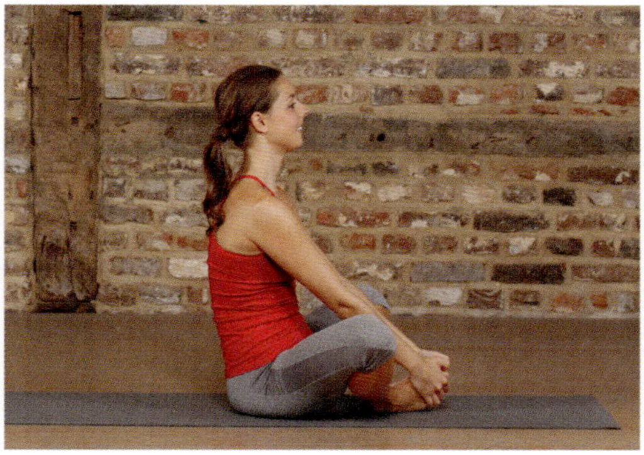

Schmetterling – Bhadrasana (S. 102): Bis zu 60 Sekunden lang halten. 2 Wiederholungen

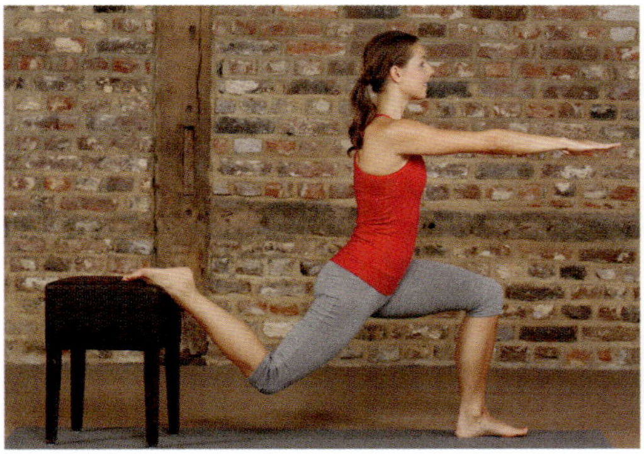

Bulgarische Kniebeuge (S. 105): 10 bis 12 Wiederholungen, 2 bis 3 Serien

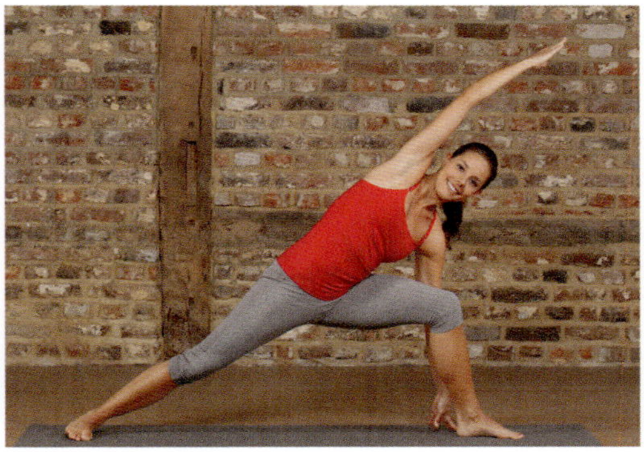

Seitliche Diagonale – Utthita Parsvakonasana (S. 100): 2 Wiederholungen pro Seite

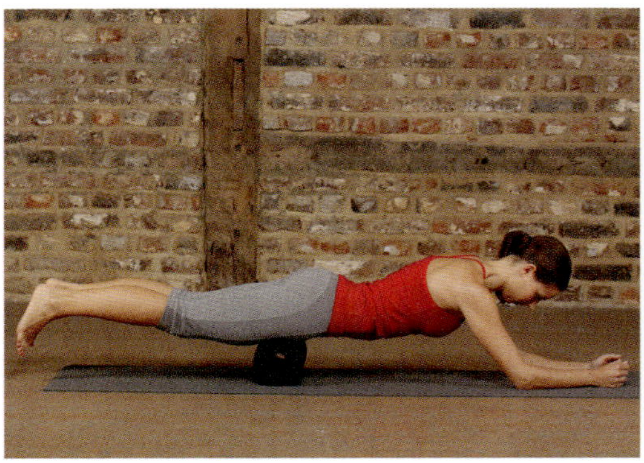

Vorderer Oberschenkel – Rollenmassage (S. 65) plus Variante: 30 bis 45 Sekunden pro Seite

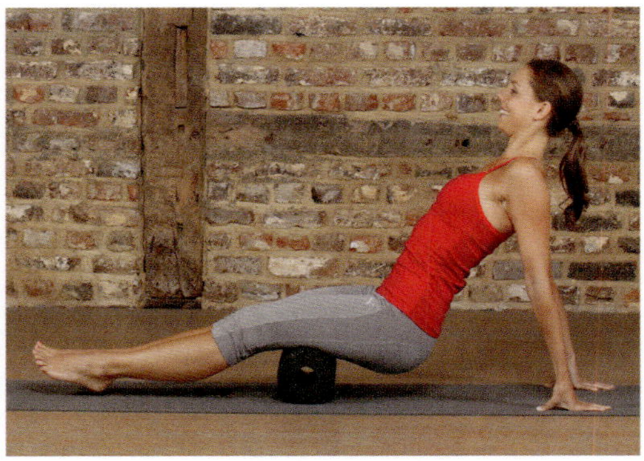

Hinterer Oberschenkel – Rollenmassage (S. 64) 30 bis 60 Sekunden pro Seite

Die Everyday-Programme

Am besten trainieren Sie Ihren Psoas täglich. Starten Sie doch direkt nach dem Aufstehen damit in den Tag. Dann haben Sie es nicht nur gleich hinter sich, sondern gehen auch erfrischt an die Arbeit.
Falls Sie morgens regelmäßig in Hektik sind oder sich als notorischer Morgenmuffel so etwas gar nicht vorstellen können, profitieren Sie stattdessen nach getaner Arbeit oder auch in einer längeren Arbeitspause von 10 bis 15 Minuten Training. Dabei werden Sie nebenbei die körperliche Anspannung und die Stressgefühle des Tages abbauen. Damit es Ihnen auf Dauer nicht langweilig wird, haben wir Ihnen zwei unterschiedliche Übungsfolgen zusammengestellt.

Everyday-Training

- **Häufigkeit:** täglich
- **Dauer pro Einheit:** 10 bis 15 Minuten

Everyday 1

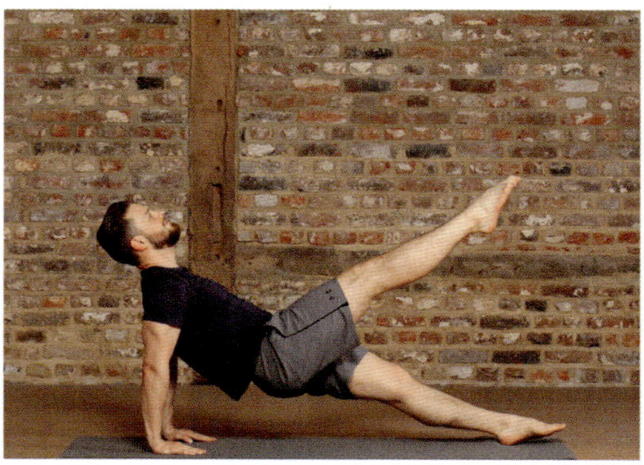

Rückenstütz mit Beinheber (S. 82 f.): 5 Wiederholungen pro Seite, 2 bis 3 Serien

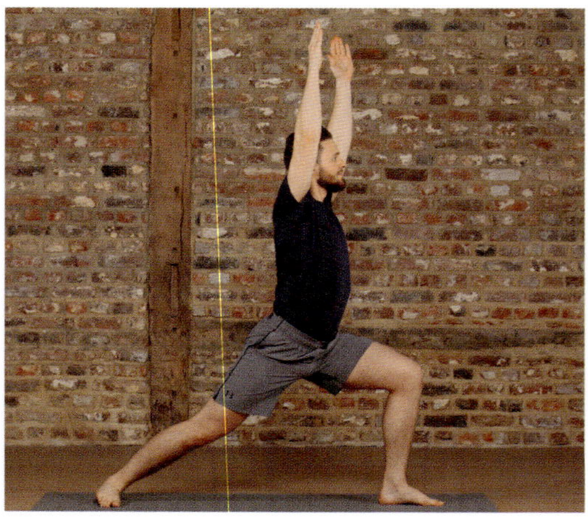

Krieger I – Virabhadrasana (S. 101) mit Variante Krieger II: 2 Serien pro Seite

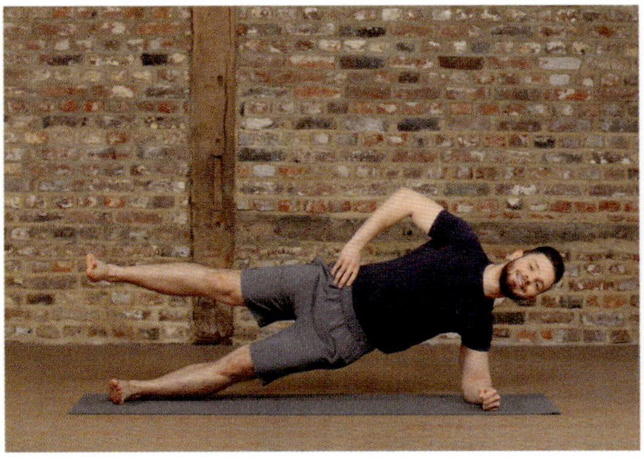

Seitstütz mit Beinspreizen (S. 110):
Je 30 Sekunden lang halten.
2 Wiederholungen pro Seite

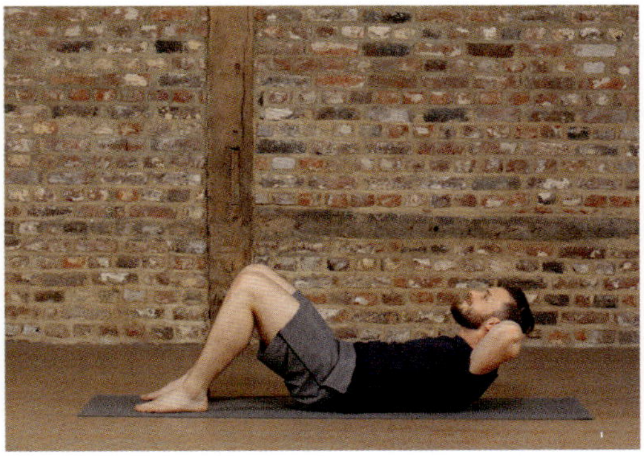

Crunch (S. 80): 12- bis 15-mal,
2 bis 3 Serien

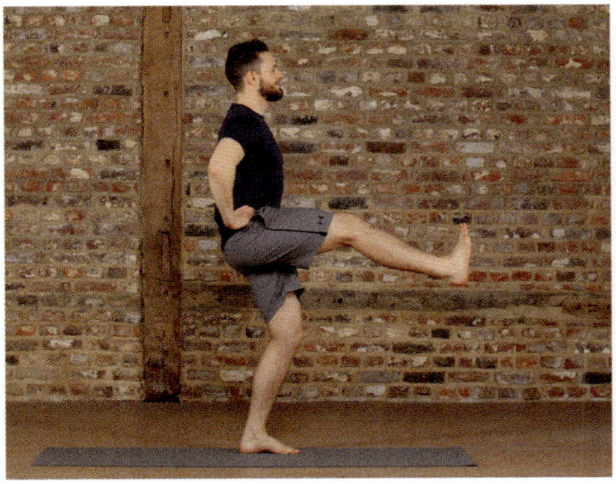

Beinlift im Stehen (S. 115):
10 bis 12 Wiederholungen
pro Seite, 2 bis 3 Serien

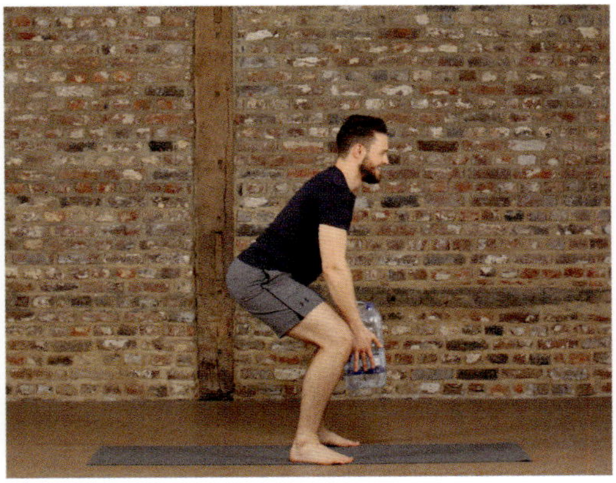

Kreuzheben (S. 72): 10 bis 15 Wiederholungen, 2 bis 3 Serien

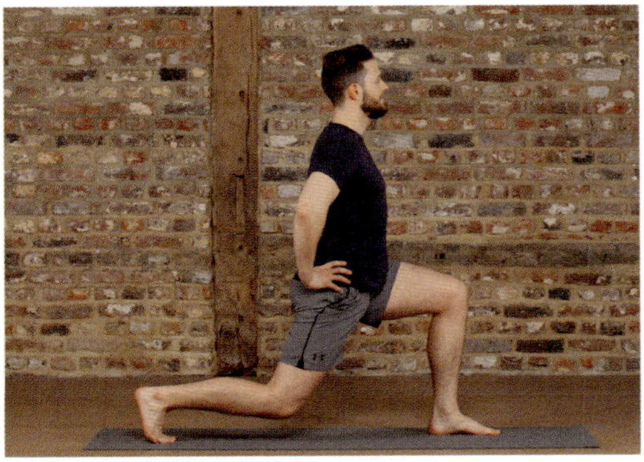

Ausfallschritt (S. 52):
30 bis 60 Sekunden pro Bein, 2 Serien

Muskeln haben Freunde

Muskeln agieren nie einzeln! Wenn Sie also einen Muskel oder ganze Muskelgruppen trainieren, wirkt sich das immer auf andere Muskeln aus. Der »Gegenspieler« (Antagonist) lässt dann richtig locker, um seinen Freund auf der Gegenseite nicht zu stören. Deswegen kann man seine Muskulatur nur richtig belasten und beanspruchen, wenn die andere Seite dies zulässt. Ist der Gegenspieler aber zum Beispiel zu sehr angespannt, ist das Training des Agonisten nicht mit voller Intensität möglich.
Auch Muskeln, die dem Körper insgesamt Stabilität und Kontrolle geben, arbeiten bei jeder Übung mit und helfen so dem Zielmuskel beim Training.
Muskeln unterstützen einander bei jeder Übung. Die Wissenschaft hat sogar festgestellt: Wenn ein Muskel einer Extremität trainiert wird, können sich kleinere Effekte auch in der Muskulatur der anderen Körperseite zeigen. Dafür macht man Nervenimpulse verantwortlich, die die Muskelpaare auf beiden Körperseiten erreichen und so auch trainieren.

Everyday 2

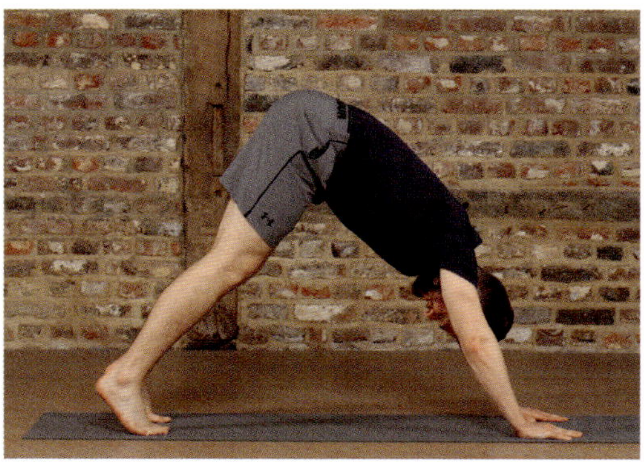

Herabschauender Hund – Adho Mukha Svanasana (S. 103): 5 Wiederholungen à 2 bis 3 Atemzüge (20 bis 30 Sekunden) pro Bein, 2 bis 3 Serien

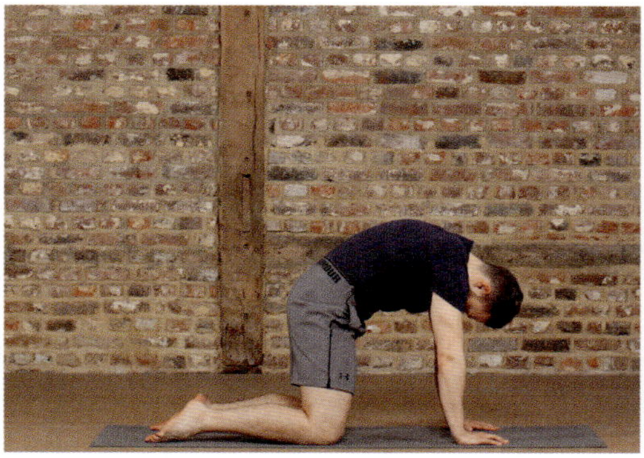

Katze und Kuh (S. 109): 30 Sekunden, 3 bis 5 Wiederholungen

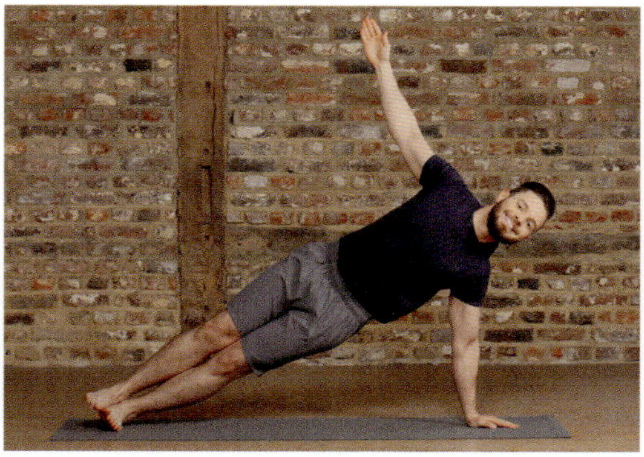

Kombi-Seitstütz (S. 120 f.): 4 bis 5 Wiederholungen, 2- bis 3-mal pro Seite

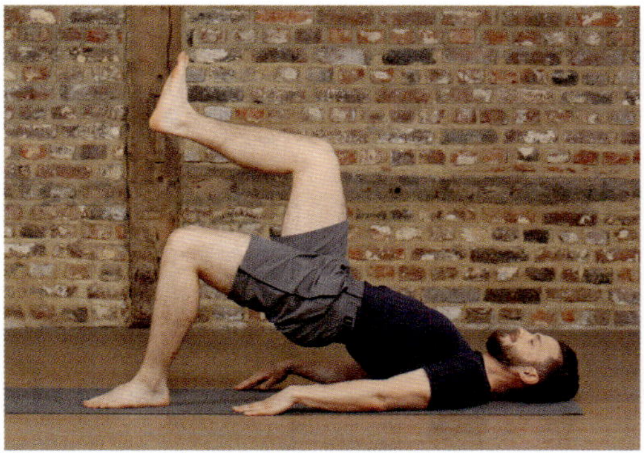

Schulterbrücke (S. 74 f.): 5 Wiederholungen pro Seite, 2 bis 3 Serien

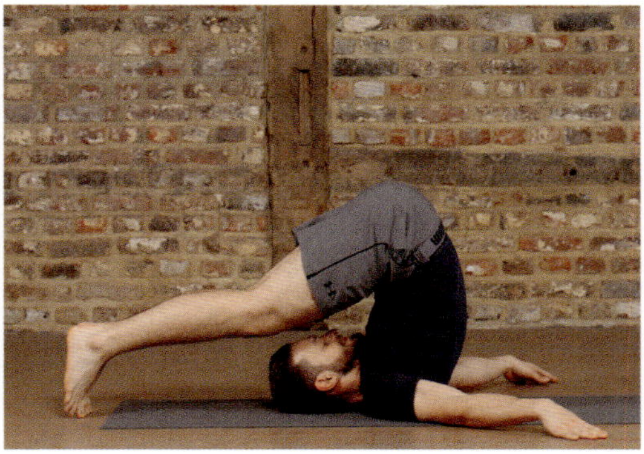

Roll over – Überrollen (S. 88 f.): 3 bis 5 Wiederholungen, 2 bis 3 Serien

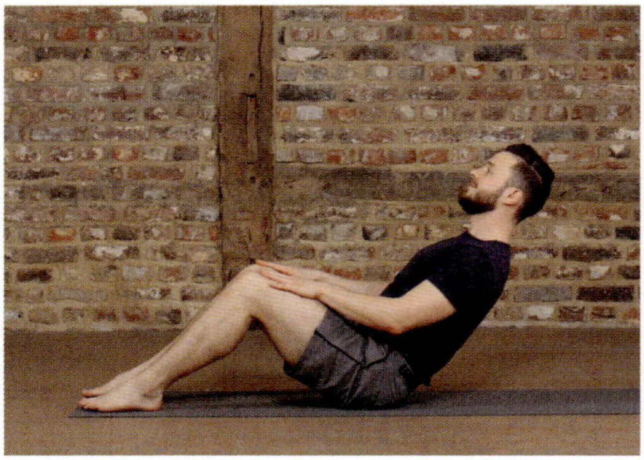

Crunch rückwärts (S. 119): 4 bis 5 Atemzüge lang halten, 3 bis 5 Serien

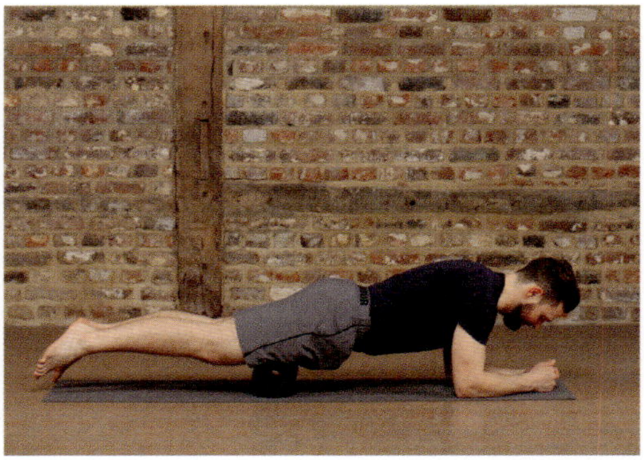

Vorderer Oberschenkel – Rollenmassage (S. 65): 30 bis 60 Sekunden

Das Büro-Programm

Besonders wenn Sie sehr viel sitzen, verlangt Ihr Psoas mehr, als nur einmal täglich durchbewegt zu werden. Wenn Sie ihn immer mal wieder zwischendurch mit den folgenden Übungen aufwecken, geht es nicht nur diesem besonderen Muskel besser, sondern Sie verbessern zwischendurch auch Ihre Leistungsfähigkeit. Sie können die Übungen einzeln einstreuen oder einen Teil Ihrer Mittagspause nutzen, um sie am Stück zu absolvieren. Unsere Büro-Übungen können Sie ohne Umziehen auch in Rock oder Anzug durchführen.

Büro-Training

- **Häufigkeit:** idealerweise täglich
- **Dauer pro Einheit:** 10 bis 15 Minuten

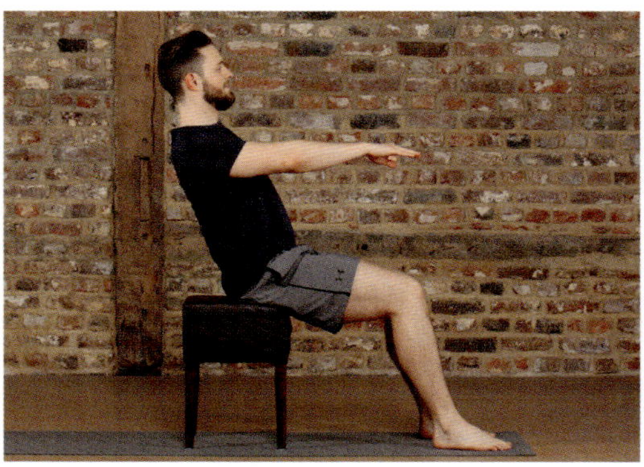

Vorübung für das Boot – Navasana (S. 99): 2 bis 3 Serien

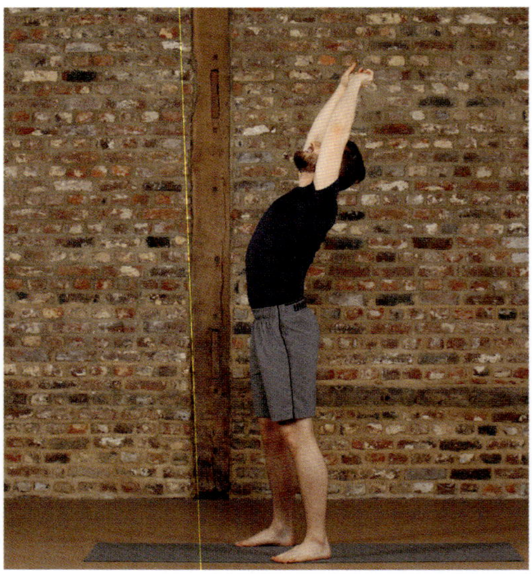

Überstrecker (S. 111): 4–5 Wiederholungen, je 8 Atemzüge halten

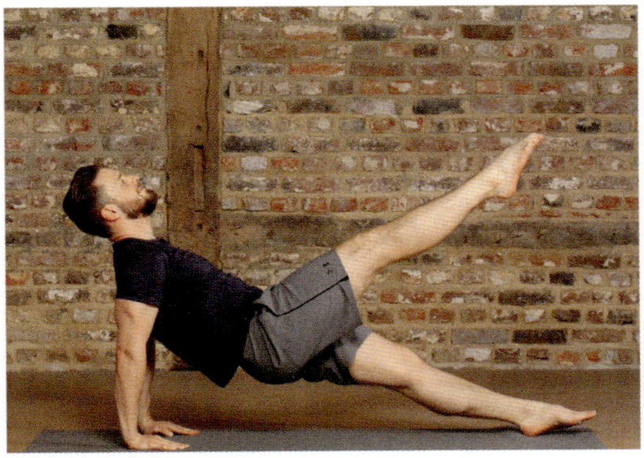

Rückenstütz mit Beinheber (S. 82), Variante mit Tisch oder Stuhl: 5- bis 8-mal pro Bein im direkten Wechsel, 2 bis 3 Serien

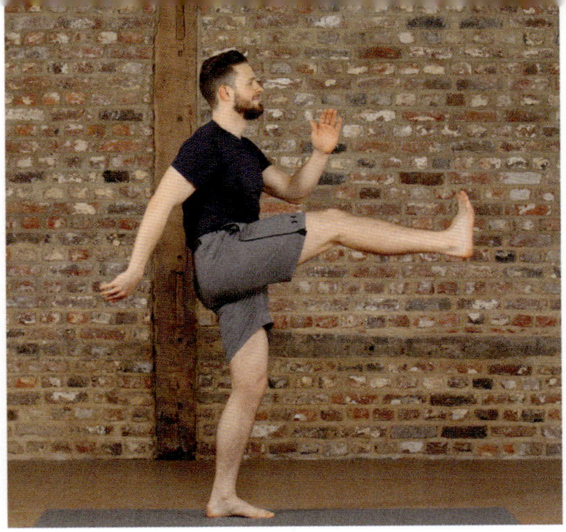

Beinschwingen (S. 51): je 15-mal vor und zurück auf beiden Seiten

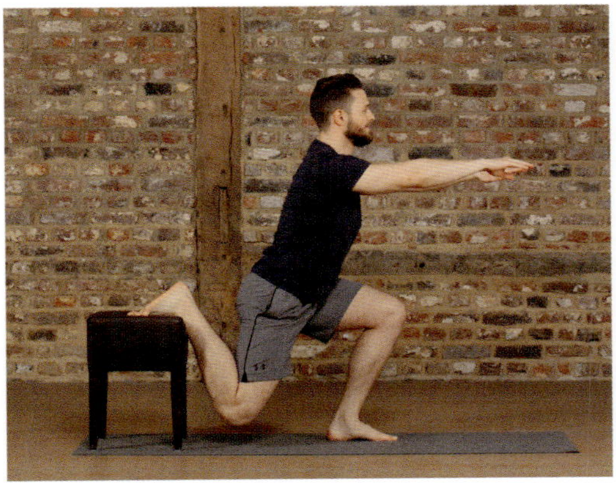

Bulgarische Kniebeuge (S. 105): 10 bis 12 Wiederholungen, 2 bis 3 Serien

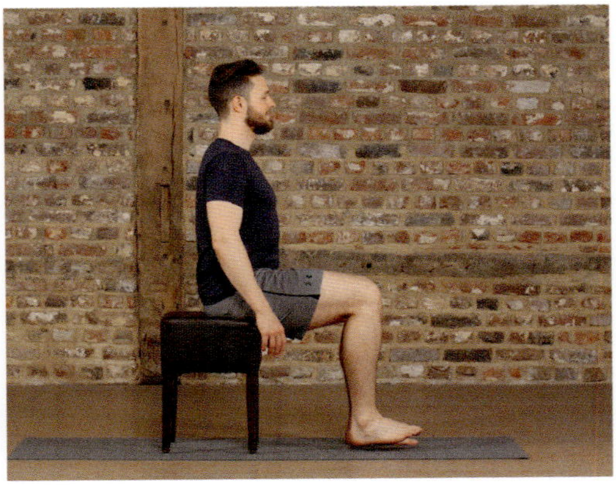

Fußheben (S. 23): 10 Wiederholungen pro Seite, je 10 Sekunden halten

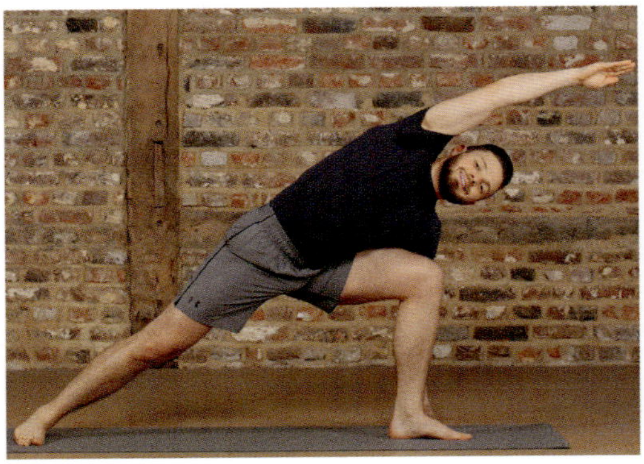

Seitliche Diagonale – Utthita Parsvakonasana (S. 100): 2 Wiederholungen pro Seite

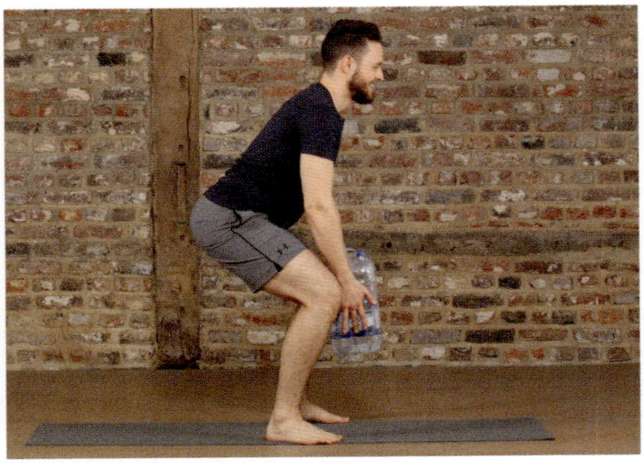

Kreuzheben (S. 72): 10–15 Wiederholungen

Danksagung

Unser besonderer Dank für die tolle fachliche Unterstützung bei diesem Buch gebührt Frau Dana Kosminski, die uns mit ihrer anatomischen Fachkenntnis und ihrem fundierten praktischen Wissen immer wieder inhaltliche Lücken aufgezeigt und Lösungen angeboten hat, wie wir uns dem Psoas und seinen Geweben am besten annähern. Ebenso bedanken möchten wir uns bei Gina Haatz, Mandy Kleimann und Chuck Tholl für ihre Hilfe.

Literaturverzeichnis

Brinkmann, Katharina: Yoga-Faszientraining. riva Verlag, 2016

Ellgen, Pamela: Training für den Psoas. riva Verlag, 2016

FitzGordon, Jonathan: The NEW Psoas Release Party! Release Your Body From Chronic Pain And Discomfort. CreateSpace Independent Publishing Platform, 2015

Froböse, Ingo: Das Muskel-Workout. Gräfe und Unzer, 2014

Froböse, Ingo: Rücken-Akut-Training (mit DVD). Gräfe und Unzer, 2010

Froböse, Ingo; Schöber, Ulrike: Volkslaufbuch. Gesünder, schlanker, besser drauf. Südwest Verlag, 2016

Froböse, Ingo; Wilke, Christiane: Training in der Therapie. Grundlagen. 4. Auflage. Urban & Fischer Verlag/Elsevier, 2015

Geweniger, Verena; Bohlander, Alexander: Das Pilates-Lehrbuch. Matten- und Geräteübungen für Prävention und Rehabilitation. Springer, 2016

Gottlob, Axel: Differenziertes Krafttraining mit Schwerpunkt Wirbelsäule. 4. Auflage. Urban & Fischer Verlag/Elsevier, 2013

Herman, Ellie: Pilates für Dummies. Wiley-VCH Verlag, 2007

Müller, Chong-Mi: Körper. Seele. Geist. Fit durch Psoas-Sehnen-Strecken. ISM-Medien, 2014

Schleip, Robert; Bayer, Johanna: Faszien-Fitness. Vital, elastisch, dynamisch in Alltag und Sport. riva Verlag, 2014

Staugaard-Jones, Jo Ann: Psoas-Training. Der große Lendenmuskel als Schlüssel zu körperlichem, seelischem und emotionalem Wohlbefinden. Copress Sport, 2015

Wagner, Franz: Akupressur. Heilung auf den Punkt gebracht. Gräfe und Unzer, 2017

Verzeichnis der Übungen

Register

Glossar

Arterie Ein Blutgefäß, das das Blut vom Herzen wegführt, nennt man Arterie.

Beuger Ein Muskel, der für die Beugung eines Gelenks (Flexion) zuständig ist, heißt Beuger oder Flexor. Er arbeitet immer im Team mit einem ▸ Strecker.

Faszie Faszien sind feine weiße Häute und Stränge aus Bindegewebe, die alle Muskeln und Muskelfasern, alle Zellen und Organe, alle Sehnen, Bänder und Knochen umgeben und teilweise auch durchdringen. Detaillierte Informationen dazu ab Seite 18.

Hohlkreuz Als Hohlkreuz oder Hyperlordose bezeichnet man eine Fehlhaltung der Lendenwirbelsäule: Diese wird dabei so stark nach vorne gedrückt, dass sich der Bauch nach vorn wölbt und der Rücken nach innen, sodass er sehr hohl wirkt.

Hüftbeuger Die Hüftgelenke verbinden den Rumpf und die Beine. Die Muskeln, die für die Bewegung von Rumpf und Beinen gegeneinander zuständig sind, heißen Hüftstrecker (Extensoren) und Hüftbeuger. Der Psoas ist der einzige Hüftbeuger, der den Oberschenkel über 90 Grad hinaus anheben kann. Es gibt außerdem drei weitere Hüftbeuger: *Musculus rectus femoris, Musculus tensor fasciae latae* (TFL) und *Musculus sartorius.*

Hypertonus ▸ Tonus

Kyphose Die natürliche Krümmung der Wirbelsäule (speziell im Brustabschnitt) nach hinten wird Kyphose genannt.

Lordose Als Lordose bezeichnet man die natürliche Krümmung (speziell im unteren Rücken) der Wirbelsäule nach vorne.

lumbal die Lendenregion betreffend

Nerv Ein Nerv ist ein Strang aus parallel verlaufenden Nervenfasern, umgeben von einer Hülle aus Bindegewebe. Er leitet innerhalb des Organismus ▸ Reize in Form elektrischer Impulse weiter.

Propriozeption Der Begriff bezeichnet die Eigenwahrnehmung der Lage und der Bewegung des Körpers im Raum. Für diese sind spezialisierte Sinneszellen zuständig, die ▸ Rezeptoren.

reflektorische Hemmung der Muskulatur Eine unwillkürliche Reaktion, also ein Reflex der Muskeln, der sie daran hindert, sich zusammenzuziehen, wird reflektorische Hemmung der Muskulatur genannt oder fachsprachlich »Inhibition«.

Reiz In Zusammenhang mit Biologie, Medizin und Sport handelt es sich bei einem Reiz – auch Stimulus genannt – um die Einwirkung auf eine Sinneszelle, einen ▸ Rezeptor. Reize werden von Rezeptoren wahrgenommen und über Nerven zum Rückenmark oder bis zum Gehirn übertragen.

Rezeptor Eine Zelle, die eine Sinneswahrnehmung auslöst, heißt Sinneszelle, Rezeptor, Rezeptorzelle oder Sensor bzw. Sensorzelle. Sie kann sich sowohl an der Körperoberfläche als auch im -inneren befinden oder wie beim Auge in Sinnesorganen zusammengefasst sein.

Rotation Der fachsprachliche Begriff für Drehung bezeichnet in der Medizin und der Sportwissenschaft drehende Bewegungen der Wirbelsäule (vor allem in der Brustwirbelsäule) sowie von Armen (in den Schultergelenken) und Beinen (in den Hüftgelenken).

Scherkräfte Beim Scheren bewegen sich zwei parallele Ebenen in entgegengesetzte Richtungen. Die dabei aktive Kraft heißt Scherkraft. Wirkt diese auf ein Gelenk ein, ergibt sich eine verstärkte Beanspruchung.

Sensomotorik Als Sensomotorik bezeichnen Biologie, Sportwissenschaft und Medizin das Zusammenspiel der inneren Sinneswahrnehmungen, deren Weiterleitung im Nervensystem und deren Umsetzung in Bewegungen (Motorik).

Sensor ▸ Rezeptor

Skoliose Unter Skoliose versteht man eine seitliche Abweichung der Wirbelsäule von ihrer idealerweise geraden Längsachse.

Strecker Ein Muskel, der ein Gelenk streckt (Extension), heißt Strecker oder Extensor. Er arbeitet mit seinem Gegenspieler, dem ▸ Beuger, zusammen.

Tonus Tonus ist die wissenschaftliche Bezeichnung für den Spannungszustand der Muskulatur. Auch in Ruhe ist immer ein gewisser Tonus vorhanden. Ein zu hoher Tonus (Hypertonus) führt oft zu schmerzhaften Verspannungen.

transversospinales System Name für die tief liegenden, schräg verlaufenden Rumpfmuskeln zusammen mit dem Psoas maior an den Lendenwirbeln. Gemeinsam sorgen sie für eine stabile Lendenwirbelsäule.

Vene Ein Blutgefäß, das das Blut zum Herzen transportiert, heißt Vene.

FORMEL PROF. DR. FROBÖSE

Natürlicher Bewegungsdrang, aktive Regeneration und genussvolle Ernährung im Biorhythmus. Die Evolution hat uns viele Kompetenzen gegeben – lernen wir wieder, diese für unsere Lebensqualität zu nutzen! Jeder Mensch besitzt auf diesem Weg einzigartige Fähigkeiten, Motivationen und Bedürfnisse. Das Ziel von Konzepten und Produkten nach der „Formel Froböse" ist es, diese bewusst zu machen und dabei zu helfen, Ihre ganz persönliche Richtung auf dem Weg zu mehr Lebensqualität einzuschlagen.

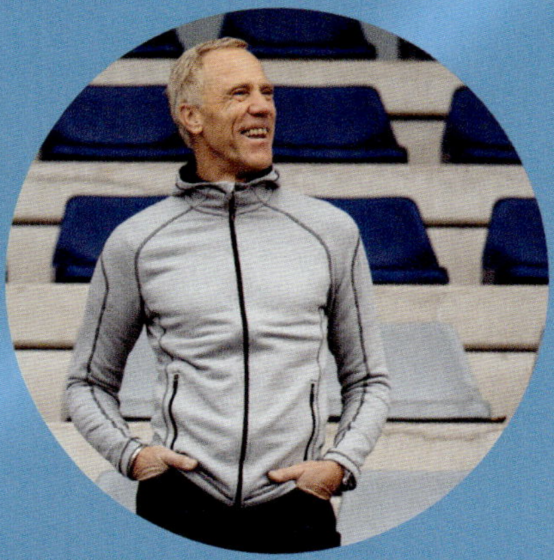

„Die „Formel Froböse" bündelt meine Überzeugungen und wissenschaftlichen Erkenntnisse in den Bereichen Bewegung, Ernährung und Regeneration.
Das daraus entwickelte Qualitätssiegel bietet Ihnen eine qualitätsgesicherte Orientierung im „Angebotsdschungel" des Gesundheitsmarktes."

Impressum

Projektleitung: Nikola Hirmer
Lektorat und Satz: Knipping Werbung GmbH, Berg am Starnberger See
Korrektorat: Susanne Schneider, München
Umschlaggestaltung und Konzeption: Zeichenpool, München, unter Verwendung eines Fotos von Shutterstock (f. Schmidt) und von Torsten Zimmermann

Bildredaktion und Leitung der Fotoproduktion: Anka Hartenstein
Druck und Bindung: Pixartprinting, Lavis
Printed in Italy
ISBN 978-3-517-09546-2
5. Auflage 2026

Bildnachweis

Fotografie: Torsten Zimmermann
Haare/Make-up: Sarah Skreta
Für die freundliche Unterstützung der Fotoproduktion danken wir: Kamah Yoga (www.kamahyoga.com)

Illustrationen:
Nadine Schurr: S. 13, 15, 21
Bettina Kammerer: S. 19
Weitere Bilder: istockphoto: S. 25 (Peopleimages), S. 35 (Tom Merton), S. 63 (Martin-Lang), S. 117 (microgen); Shutterstock: S. 116 (matimix)